探秘恐怖的风暴源

[RESPIRATORY SYSTEM/呼吸系统]

豆麦麦 / 著　立米 / 绘

U0305028

陕西新华出版传媒集团

陕西科学技术出版社

图书在版编目(CIP)数据

探秘恐怖的风暴源：呼吸系统 / 豆麦麦著. 一西安：陕西科学技术出版社，2015.3 （2020.8重印）

ISBN 978-7-5369-6384-9

Ⅰ. ①探⋯ Ⅱ. ①豆⋯ Ⅲ. ①呼吸系统－青少年读物 Ⅳ. ①R322.3-49

中国版本图书馆 CIP 数据核字(2015)第 037612 号

探秘恐怖的风暴源（呼吸系统）

出 版 者	陕西新华出版传媒集团　陕西科学技术出版社
	西安市北大街 131 号　　邮编 710003
	电话(029)87211894　　传真(029)87218236
	http://www.snstp.com
发 行 者	陕西新华出版传媒集团　　陕西科学技术出版社
	电话（029）87212206　　87260001
印 刷	华睿林（天津）印刷有限公司
规 格	720mm×1000mm　　　16 开本
印 张	10 印张
字 数	54 千字
版 次	2015 年 5 月第 1 版
	2020 年 8 月第 2 次印刷
书 号	ISBN 978-7-5369-6384-9
定 价	23.80 元

CONTENT ABSTRACT

内容简介

　　毛小逗、麦麦罗、安千儿三人在学校组织的一次野外生存训练营大考验中意外地走失,误入巨人族生存的"时间空间"。

　　在"时间空间"里,三人遇到了巨人克洛奇,在巨人克洛奇的眼中,三个孩子显得非常渺小。

　　巨人克洛奇躯体庞大。由于庞大的身躯需要极大的能量才能维持其基本生存,因此,巨人克洛奇使用两大方式维持生命：一是不断地寻找食物，以供身体能量的需求；二是减少活动，常常嗜睡。

由于生存环境的恶化，巨人族的食物越来越少，他们开始靠寻觅一些树叶、杂草来维生。毛小逗、麦麦罗、安千儿进入"时间空间"，跌落神秘之地后，身上沾满了树叶、杂草，正巧遇到了正在寻觅食物的克洛奇，便随着树叶、杂草被克洛奇吞入腹中。

由此，三人来到了另一个"生存空间"——巨人克洛奇的躯体内，并在这个生存空间里开始了一次神奇的人体探索之旅！

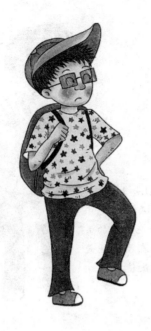

毛小逗：毛小逗的爸爸是一位生物学家，受爸爸的熏陶，毛小逗自幼热爱科学，和别的孩子一样对任何事物都充满好奇与疑问。他不但热爱科学，还喜欢冒险。

姓名：毛小逗
性别：男
年龄：少年

THE MAIN CHARACTER

主 角

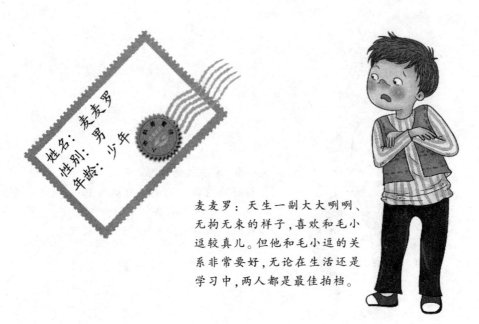

姓名：麦麦罗
性别：男
年龄：少年

麦麦罗：天生一副大大咧咧、无拘无束的样子，喜欢和毛小逗较真儿。但他和毛小逗的关系非常要好，无论在生活还是学习中，两人都是最佳拍档。

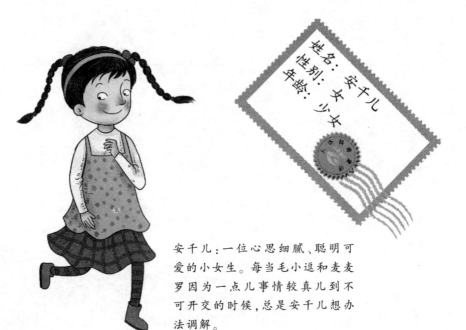

姓名：安千儿
性别：女
年龄：少女

安千儿：一位心思细腻、聪明可爱的小女生。每当毛小逗和麦麦罗因为一点儿事情较真儿到不可开交的时候，总是安千儿想办法调解。

CATALOG

目录

009　第 1 章　误打误撞跌落悬崖边

019　第 2 章　天上掉下个毛毛大叔

020　①误入鼻孔

027　②免费的导游毛毛大叔

037　第 3 章　神奇的灌木——鼻毛

038　①三个小家伙恶搞毛毛大叔

045　②鼻毛的作用

055　第 4 章　喷嚏的那些事

056　①惹哭毛毛大叔

061　②强大的大旋涡

069　第 5 章　镇守重要关卡的指挥官——咽喉

087　第 6 章　再遇交警哥哥——会厌软骨

101　第 7 章　偶遇美丽群像——肺泡

102　①安千儿受冷落

107　②肺泡

113　第 8 章　误入"凶巴巴"的地盘——横膈膜

125　第 9 章　相亲相爱的两大家族——肺

126　①肺的结构

135　②肺的功能

141　第 10 章　横膈膜先生的来信

149　第 11 章　尾声——神秘的邀请函

CATALOG

目　录

第1章

· ·

误打误撞跌落悬崖边

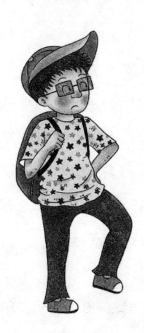

误打误撞跌落悬崖边

　　上次说到，淘气的麦麦罗只顾着自己往前跑，根本不理会两个小伙伴的呼喊，结果"误入歧途"，等他反应过来已经跌入一个完全陌生的环境里。面对陌生的环境以及还没有跟上来的小伙伴，他不免有些胆怯了：这可不就是"不听老人言，吃亏在眼前"嘛，哦，不，是不听毛小逗言，吃亏在眼前。

　　再说说毛小逗和安千儿吧，他俩一路跟

了过去,远远地只听到麦麦罗高声呼喊"救命啊",等两个人跑到声音传出来的附近时才发现这儿空荡荡的,根本没有人!

"毛小逗,你说麦麦罗这次是真的遇到危险了呢,还是,还是他逗我们玩的?"安千儿有点不安地问身边的毛小逗。这可不怪安千儿不关心小伙伴,主要是麦麦罗没事就和她开玩笑,她都不知道这次的"遇难"到底是真的还是假的。

"他应该不会是逗我们玩的,哪有逗我们玩把自己给逗进去的呢。"兜兜转转走了这么久还没有看到麦麦罗,毛小逗有些担心:麦麦罗是很聪明,可是这聪明劲没用到点子上,他要是再说错什么话把遇到的人得罪了可怎么办呢?

"这样啊,那我们还是赶紧去找找吧。"安千儿仔细一想,觉得毛小逗的话很有道理。是啊,哪有逗人玩儿把自己逗进去的。那还说什么呢,赶紧找吧。

"麦麦罗……"

"麦麦罗……"

"哎，那两个人也不知道什么时候才能来救我。"另一边的麦麦罗此时后悔得肠子都要青了，原来他一路狂奔的时候遇到了突发状况。

当时一直往下掉的他突然觉得天旋地转的，在没弄清楚状况的时候已经翻了好几个跟头并且滚了下来，好不容易看到周围有很多坚韧的草，就一把抓住了，等抓住了之后他往下一看，妈呀，太恐怖了。

麦麦罗看到什么了呢，原来从麦麦罗在的方向往下看，是个望不到边的山崖。这要是摔下去，不摔死也摔残废啊，幸亏还有这些"救命的稻草"。

麦麦罗为什么会感到天旋地转呢，原来巨人克洛奇睡得很不安稳，于是起来步行了一会儿，等找了点果子吃完就又继续躺下睡觉了。

　　不知道过了多久，麦麦罗终于可以稳稳地站在这个长满杂草的位

鼻孔内

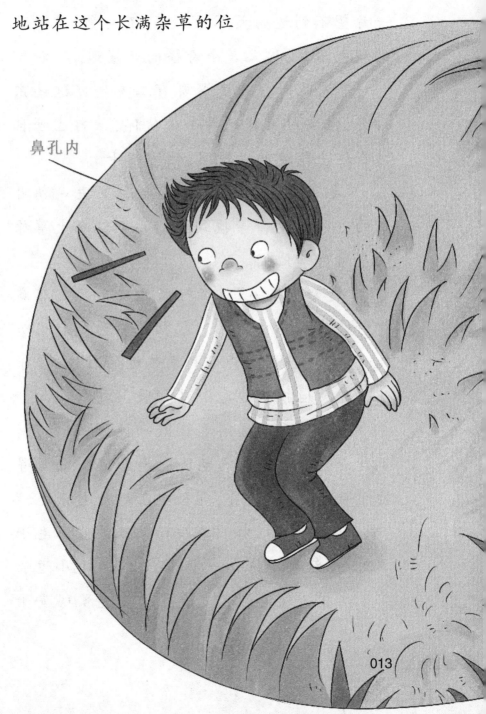

置上了。待他站稳后往远处望去，这儿竟然是一片望不到边的大草原。咦，不对啊，这些草的颜色不对，这儿是个奇怪的悬崖边。

不过此时，麦麦罗哪有工夫研究这些东西呢，他要赶紧找到两个小伙伴，让自己独自待在这个陌生的环境里，他可不干。

"毛小逗，安千儿……"麦麦罗决定朝之前的方向走走，等找到他们再把这个大草原的事情告知他们。

"麦麦罗……"正在呼喊的安千儿突然觉得好像有人在喊自己。起初她以为是自己听错了，可是当那个声音越来越近的时候，安千儿兴冲冲地拽了拽毛小逗："喂，你听。"

"哦？"毛小逗眉毛轻微一挑，随即笑了：不是麦麦罗那个淘气包还能是谁啊。"众里寻他千百度，蓦然回首，那人却在灯火阑珊处。""喂，别乱用诗词啦。"在安千儿正要数落毛小逗时，已经有人抢先一步答了出来。毛小逗和安千儿扭头便看到了麦麦罗。"麦麦罗！"安千儿看见麦麦罗后，开心地拽着毛小逗朝他奔去。三个小伙伴虽然平时没事喜欢斗嘴什么的，可是才分开这么一会儿时间，再见面的时候就感到无比的亲切。

麦麦罗大概说了一下自己的"奇遇"，然后就把两个小伙伴往奇怪的悬崖边带去。三人有说有笑地往前走去，却不知道在那里将会发生一场惊心动魄的大事情。

在即将踏入悬崖的边界限时，三个小家伙各自惊奇地看着周围的东西，并时不时地用手乱碰。毫无预兆的，一阵天旋地转，伴随着三个小伙伴害怕的呼救声，他们的身体竟然失重地往下掉。

"啊！"最先反应过来的是麦麦罗，因为之前经历了那些事情，他眼疾手快地抓住了一大把类似杂草的东西，然后用空出的左手拽住了毛小逗："你，你拽好安千儿。"

"啊，谢谢，谢谢你，呜呜。"安千儿忍不住哭了出来，要不是毛小逗及时拽着她，她可能

要掉下去了。她低头看了一眼望不
到边的"悬崖"更害怕了。

　　"这,这是怎么了?"毛小逗试
图像麦麦罗一样拽着旁边墙壁的
杂草,可是现在他腾不出手来:"安,
安千儿,你想办法拽那些杂草,多拽点,
很结实的。"

　　"哎哟。"就在安千儿伸手试图拽身边的
杂草时,一阵大风迎面而来,她跟着大风飘荡
了起来。太,太吓人了,幸亏毛小逗此时还拽
着自己,要不然岂不是要掉下去了。

　　"这个啊,我也不知道,刚才也发生了这
样的一幕。"麦麦罗有点后悔没和小伙伴说清
楚就把他们带来了,可是自己也是好意啊,只
是想让他们来看看这些神奇而又坚韧的杂草
啊。

　　小伙伴们到底是怎么了,为什么那个好
端端的大草原会倾斜呢?原来啊,小伙伴们误
打误撞地走到了大巨人克洛奇的鼻孔里,而

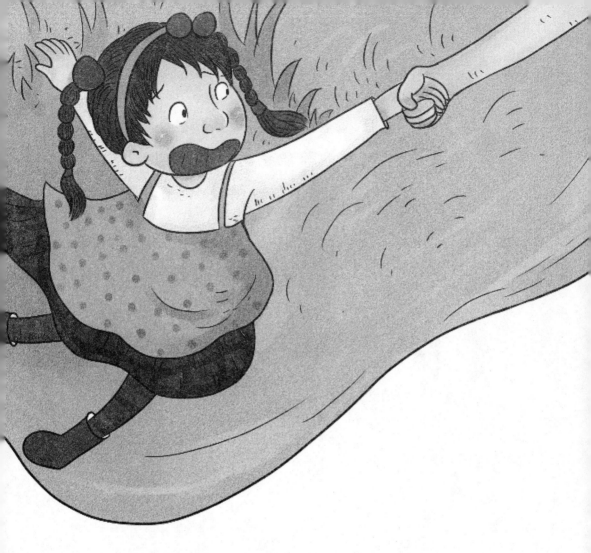

正在睡觉的克洛奇现在要起床觅食了，小伙伴们现在只知道害怕，却不曾想在大巨人觅食的过程中，他们还要以这样的姿势维持好久呢。

　　如果一不小心手松了，从那么高的地方摔下来，想想都害怕。

　　"嗷。"大巨人克洛奇顺手把附近的枝叶啊，野果子啊，野花啊等能吃的东西全部塞进嘴里。他饿坏了，也顾不得细嚼慢咽，直接开始狼吞虎咽。

　　三个小伙伴误打误撞地走进了所谓的神奇悬崖边——鼻孔。

第2章

天上掉下个毛毛大叔

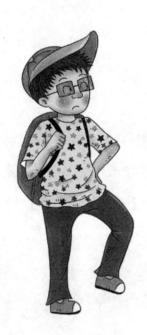

天上掉下个毛毛大叔

① 误入鼻孔

"啊,你,你抓紧了,别松手啊。"一阵强大的风从小伙伴们身边穿过,安千儿吓得差点哭了,她定了定神有点慌乱地对毛小逗说。

"你,你想办法和麦麦罗一样抓着那些坚韧的杂草吧,这样的姿势坚持不了多久的。"

毛小逗觉得眼前的情况对他们来说实在是太不利了。

还好，这样的情况并未维持很长时间，因为大巨人克洛奇终于把附近的果子啊，枝叶啊都吃得差不多了，他现在要好好地睡一觉。随着大巨人克洛奇躺下睡觉的动作，小伙伴们的情况得到了一丝缓解，终于不用担心掉下悬崖了，小伙伴们也顺势站稳了。

"麦麦罗，你带的好地方啊，差点掉下去了。"虽然此时三个小伙伴所处的环境恢复了平静，但一想到刚才的情形，安千儿还是有些后怕的，她随即开始埋怨麦麦罗。

"呃，我忘记给你们说了嘛，我以为之前我遇到的不过是突发状况，谁知道竟然还有第二次。"麦麦罗觉得是自己没先和小伙伴们说清楚，自己有错在先，在之前描述自己的"奇遇"时，竟然没有告诉他们这里发生的可怕的一幕。

"啊，你之前遇到过？"毛小逗有点不敢相

信地问道。

"嗯,是啊,嘿嘿。"麦麦罗不好意思地挠了挠头。

"那你遇到过还带我们来。"安千儿嘴上虽这样说,心里却没有责怪麦麦罗的意思。

"这里很好玩嘛。你都不好奇,这些坚韧的杂草是什么东西?"虽说这些话是说给安千儿听的,可是麦麦罗边说边扯毛小逗的衣角,显然,他知道毛小逗是对此最感兴趣的人。"还有哦,你们都不想知道这个悬崖到底是什么东西吗?"

"这些杂草好奇怪。"毛小逗蹲下来认真开始研究这个奇怪的悬崖边生长着的杂草。是很坚韧,而且好奇怪,怎么看都不像之前在红色大草原看到的那样。

"哎哟,你们怎么这么没礼貌,弄疼我了。"在声音未响起时,麦麦罗这个淘气包竟然试图要拽下来一根研究一下。

"啊,谁在说话?"麦麦罗一不留神,手一

抖，竟然生生地拽了一根，整个人也随即栽倒在地上。

"喂，淘气鬼，你就那样对待你的救命恩

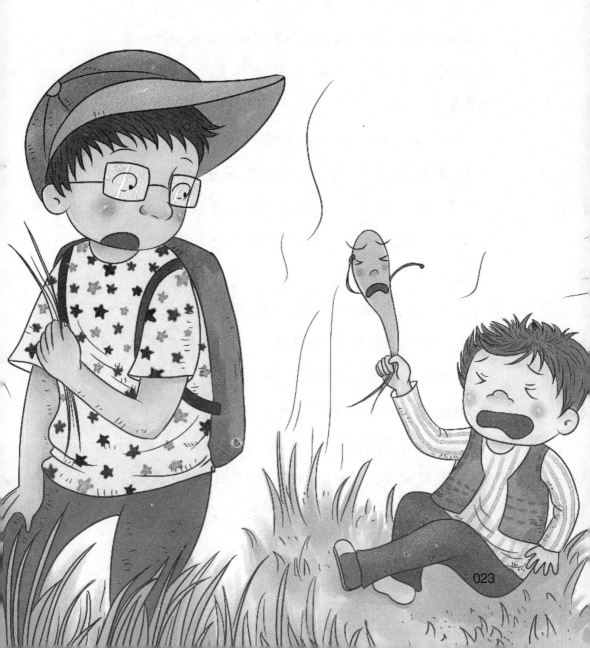

人啊。忘恩负义的小人。"又一个尖利的声音传到了麦麦罗耳朵中。

三个小伙伴面面相觑，一时间不知道该说什么。这是怎么回事，什么救命恩人啊？倒是毛小逗突然想到以前遇到的种种，便把目光移到了麦麦罗手中的那根孤孤单单的"杂草"身上。

"呜呜，呜呜。"也许是察觉到了小家伙们的目光在自己身上，麦麦罗手上的那根"杂草"竟然哭了。他这一哭不要紧，吓得麦麦罗手一抖，于是这根可怜的"杂草"被扔在了地上。

"哎哟，你就这样对我啊，当初我还救了你呢。呜呜，忘恩负义的人……"这根"杂草"很是可怜，幸亏此时他还不知道小伙伴们称他为杂草，如果知道了，更得哭了。

"你，你别哭啊……"安千儿第一次遇到这么能哭的人，一时间不知道该说什么好：看他的样子好可怜哦，这是怎么了呢？

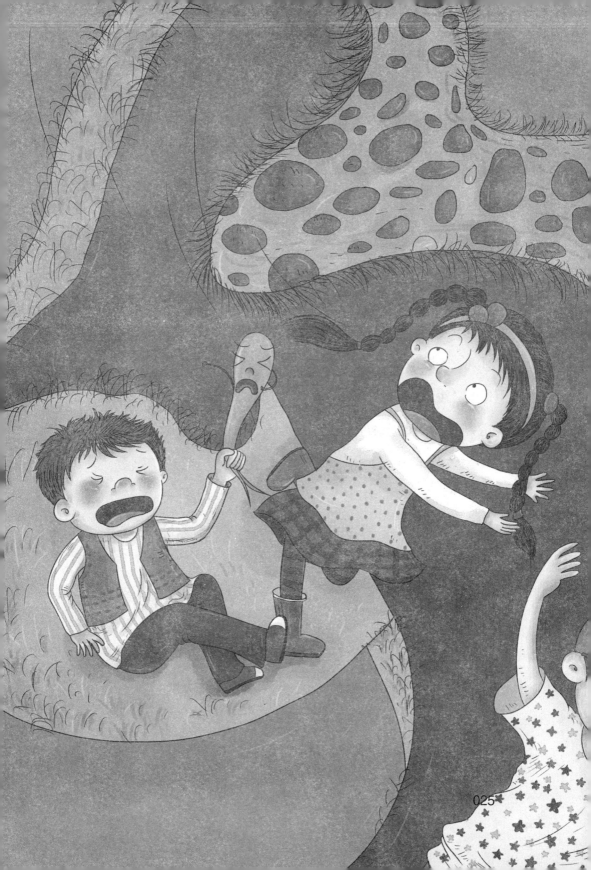

"你说你救了他？"毛小逗有点不确定地问。

"呜呜，呜呜，当然是啊，虽然不是我一个人的功劳，可是我也是他的救命恩人中的一个啊，这个小孩子怎么可以这样对我。呜呜……"他越说越伤心，忍不住再次哭了起来。

"毛毛大叔，你别哭了，他们不懂事。"之前那个尖锐的声音赶紧出来安慰。

"毛毛大叔？"小伙伴们愣了一下，才明白此刻躺在地上呜呜大哭的人是毛毛大叔。

"毛毛大叔啊，你别生气，是我们不懂事。"安千儿赶紧把落在地上的毛毛大叔捡起来放在麦麦罗手心里，示意麦麦罗过来道歉。

麦麦罗并不擅长哄人，他有点无奈地看着身边的毛小逗。

"算了，看在你们都是小孩子的份上，不和你们计较了。"毛毛大叔这张脸可真像是六月的天，说变就变，刚才还在呜呜哭泣的他马上没有一滴泪水了，而且竟然还笑了，"欢迎你们，可爱的小家伙们。"

②免费的导游毛毛大叔

"毛毛大叔，这个奇怪的悬崖到底是什么地方啊，还有你们是……"毛小逗迫不及待地问出了自己从刚才到现在最想知道的问题。

"我们啊……"毛毛大叔微微一笑，顺势从麦麦罗的手心"跳"到了地上，捋了捋胡子准备开始长篇大论，"说到这个奇怪的悬崖边嘛，话就多了。我还是先做个自我介绍吧。我是你们鼻子中的鼻毛，你们可以喊我毛毛大叔。嗯，我想你们应该知道吧，你们现在所在的地方就是鼻孔。鼻子呢，是由外鼻、鼻腔和鼻窦三部分组成的。外鼻由鼻骨、鼻软骨和软组织构成。外鼻突出于面部，容易受到外伤。鼻尖与鼻翼软组织与皮肤粘连甚紧，如果发炎则很疼。"

　　"现在呢，给你们说一下外鼻的构造吧，它由鼻根、鼻梁，以及鼻尖、前鼻孔、鼻背、鼻唇沟、鼻翼七部分组成。"

　　"鼻腔前部称为鼻前庭，有鼻毛，并富有汗腺和皮脂腺。鼻腔的顶部是颅前窝底部的一部分，较薄，与硬脑膜相连甚紧，有嗅神经通过。鼻的内侧为鼻中隔，其下前方有丰富的血管网，鼻腔外侧壁表面不规则，有三个垂向下方的突出部，分别称为上鼻甲、中鼻甲和下鼻甲。各鼻甲的下方的空隙称为鼻道，即上、中、下鼻道。鼻甲内侧与鼻中隔之间的空隙称为总鼻道。"

　　"鼻窦有四对，即额窦、筛窦、上颌窦及蝶窦。这就是鼻子大概的结构了。"毛毛大叔微微一笑，继续说道，"当然，你们都知道鼻子是干嘛的吧？"

　　"当然知道了，鼻子可是嗅觉器官哇。"麦麦罗迫不及待地要表现自己了，说完还不忘举例子，"比如啊，我们闻到的花香啊，或妈妈做的饭菜香味啊，可都是鼻子的功劳呢。"

"麦麦罗，没想到你懂这么多啊。"安千儿边说边望向毛小逗，"呃，那个成语怎么说来着？"

"士别三日当刮目相看嘛。"毛小逗当然知道安千儿要说的是哪个成语，他自己忍不住笑了，"麦麦罗和我们刚刚分别可没有三日哇。哈哈哈。"

"毛小逗，你是嫉妒我抢了你的风头吧。"麦麦罗知道只有这样才能让毛小逗真的生气，便故意这样说。

"哎，毛毛大叔，这个鼻子还有其他的作用吧？"谁知毛小逗竟然无视麦麦罗的挑衅。那句话怎么说来着，对敌人最沉重的打击就是无视他，由此看来，这一次是毛小逗完胜了。

"这个啊，这个说起来很复杂。不如这样吧。"毛毛大叔略一思索说道，"你们带着我，我可以当你们的免费导游，怎么样？"其实毛毛大叔是想好不容易脱离了统治者的"魔爪"，刚好小家伙们也比较好奇，这样既能帮助他们，自己又能跟着好好地游览一番，何乐而不为呢。

小伙伴们更是开心啊，竟然有个免费的导游，他们当然同意了。面对这个既利己又利人的事情，双方一拍而合，决定就此启程，好好在鼻子里游览一番。这可不是吗，天上掉下个毛毛大叔——天赐的免费导游啊。

"毛毛大叔，你还没回答我的问题呢。"毛小逗看着只顾和麦麦罗、安千儿闹着玩的毛毛大叔很是无语。说了是免费导游，可是从刚才到现在他根本就没有回答自己的问题，只顾着和那两个淘气的小家伙玩，把自己的问题完全抛到"爪哇国"去了。

"啊，什么问题？"正玩得开心的毛毛大叔听到毛小逗同学的话后不解地挠了挠自己的头发。哦，他就一根头发，是不需要挠的。

"我——"毛小逗叹了口气，马上面带微

笑地看着毛毛大叔，"毛毛大叔，我想知道鼻子到底有什么作用呢？"

"啊，这个啊。"毛毛大叔这才想起来自己说好给小家伙们当导游讲解知识的，怎么却玩起来了呢。

"啊，那刚才我们说到哪儿了？"毛毛大叔又想挠自己的头发了，刚才到底说到哪儿呢。哎，在这里土生土长了这么些年，竟然没在这周围好好转一圈，这不，有了好机会，还不好好玩玩啊。

"哦，说到鼻子的功能了。"麦麦罗插嘴道，说完他还洋洋得意地看了看小伙伴们，"我还说出了鼻子是嗅觉器官呢。哈哈。"

"毛毛大叔，你快点说说吧，鼻子还有什么功能呢？"安千儿也有点好奇了，她迫不及待地问。

"这个啊。"这个毛毛大叔喜欢卖关子，他故意顿了顿，在小家伙们都紧张地盯着他看时才开口，"鼻子是呼吸系统的入口，也是通往人体内的主要入口之一。这个通往人体内的大门呢,却没有门帘。哦,这就是你们刚刚看到的奇怪的悬崖,其实这并非是悬崖,因为顺着鼻子是可以走出去的哦。"

"当然,我知道你们肯定好奇,这个大门连门帘都没有,那些坏人啊什么的不就可以轻轻松松地进入,从而威胁到人嘛。其实啊,你们这样想可是多虑了,你们人类并没有和入侵者进行纠缠,相反,自如顺畅的呼吸可是与你们人类分不开的呢。这些究竟有什么奥妙呢,你们跟我来看看。"

"你瞧,鼻子的设计很巧妙,他可是设计师最伟大的作品之一了。"

"首先,鼻子的外形凸出,像一座小山坐落在面部的中央,还并排安置了两个小小的隧道——鼻孔。这些都非常有利于空气顺畅方便地进出呼吸道。当然了,我们现在所在的只不过是大巨人克洛奇的一个鼻孔而已。"

　　"只不过，天天在外面抛头露面也给鼻子带来了很大的麻烦：面部伤害最多的就是他了，动不动就骨折出血，带病上岗，每天夜深人静的时候他总是低低地唱着：我爱的人（类）伤我最深……偶尔不开心的时候也哼那么几句：为什么受伤的总是我……"

　　"鼻梁呢，其实还是个伟大的护卫军，保护着鼻子的安全。"

　　"鼻腔的前部称为鼻前庭，他的内黏膜布满了血管。可不要小瞧这些血管，他们可是起着调节气流温度的作用的，主要负责给空气增加温度。外界那些寒冷的空气在遇到他们时，都会被他们好心地赠予很暖和的'大棉袄'，穿上'大棉袄'的空气就可以进入人体，这样才不会影响人体内部正常的工作环境。"

　　"啊，那给空气穿'大棉袄'这工作岂不是很简单吗？"麦麦罗忍不住开口打断了毛毛大叔的话，"你想啊，不就是发个'大棉袄'

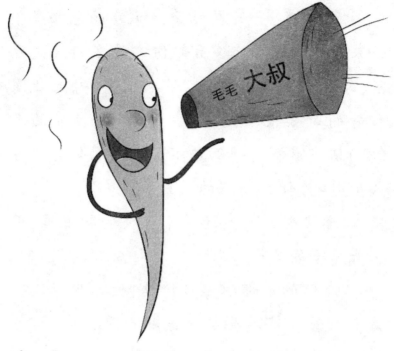

嘛。"

　　"不会这么简单吧,毛毛大叔?"毛小逗想来想去都觉得不会是麦麦罗想得那么简单。

　　"毛毛大叔,到底是怎么回事呢?你快点告诉我们嘛,到底还有谁帮忙给空气穿上'大棉袄',好不好?"安干儿也忍不住开口了。

　　"嗯,好好好。"毛毛大叔看到三个小家伙如此好学,忍不住笑了,"给空气加温,可不是一项简单的工作哦，也不是鼻前庭的血管自己能完成的，大部分的工作是由 3 个鼻甲兄弟承担的，他们分别是上鼻甲、中鼻甲和下鼻甲。这是 3 个从鼻孔侧壁突出的豆瓣大

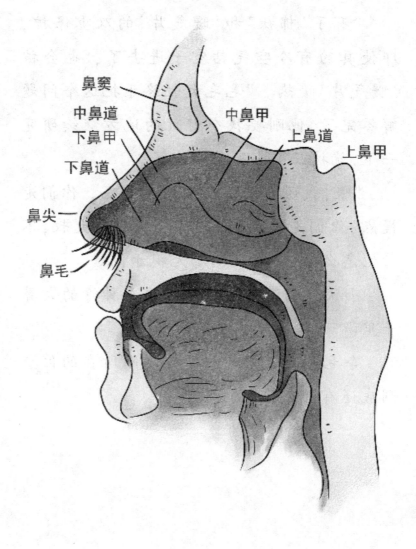

小的骨头，他们 3 兄弟的功能就像暖气上的散热片，用来增加外来空气和鼻腔的接触表面积。他们表面是一层强大的供暖组织——丰富的血管，这就是暖气片的来源。"

"有了'棉袄'和'暖气片'的双重保护，即使真的有冷空气钻空子进去了，也会被'暖气片'暖热。"毛毛大叔终于把这个问题解答完了，他刚要找个好玩的地方继续研究一下，就被三个小家伙带走了。

"喂，我还没来得及细细观赏呢。你们走慢点，你们走慢点啊。"可怜的毛毛大叔，不管他怎么喊，小家伙们都无视于他。

小伙伴们带着他继续在这个神奇的大鼻子里游玩。

令毛毛大叔好奇的是他刚刚所在的位置到底还有什么好玩的？

第3章

神奇的灌木——鼻毛

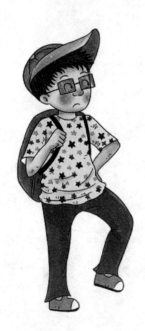

神奇的灌木——鼻毛

①三个小家伙恶搞毛毛大叔

"哎,你说我们转悠了这么大半天怎么又转到了和刚才一模一样的地方了呢?"安千儿看着现在的地方越看越觉得熟悉,心中暗自揣摩:可不是吗,这不就是刚才自己和毛小逗、麦麦罗遇到毛毛大叔的地方吗,怎么转了一大圈又来到这里了?

"哎，此地方非彼地方啊。"毛小逗忍不住摇头晃脑地说了这么一句话。

"什么此啊彼啊的，有什么话就赶紧说，别卖关子啊。"麦麦罗仔细看了看，真的是刚才遇到毛毛大叔的地方。他已经懒得管毛小逗口中的"此啊彼啊"到底是什么东西，他就想知道，为什么走了一大圈又折回来了呢。

"这个啊，这个就得问毛……哎？"毛小逗笑着刚准备让他们问毛毛大叔，却发现毛毛大叔不知道什么时候竟然偷偷溜走了，麦麦罗手上竟然空无一物，毛小逗又仔细看了看周围也没发现毛毛大叔的踪迹，"哎，毛毛大叔哪儿去了？"

"刚才还在啊。"麦麦罗这才想起来好像刚才毛毛大叔还在挠他手心和他玩，怎么这一会儿工夫，竟然把毛毛大叔这个免费导游弄丢了呢。这……谁来给自己解释一下。

"啊，毛毛大叔丢了吗？"安千儿小朋友很是担心毛毛大叔，"是不是被我们不小心丢路上了啊，会不会被坏人欺负啊？"

　　"算了吧，哪有那么多坏人啊，肯定是毛毛大叔自己想玩，偷

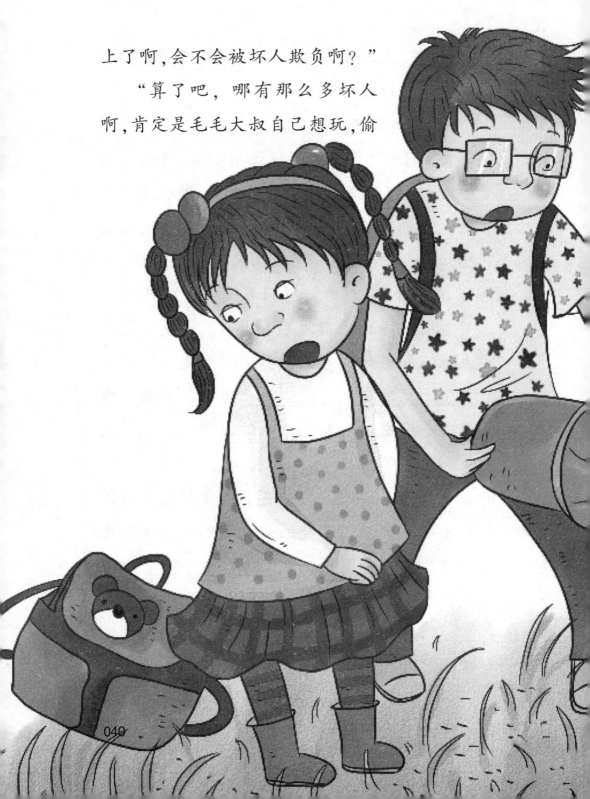

溜了。"麦麦罗边说边认真地蹲在地上看,试图把毛毛大叔找出来。可是这里和毛毛大叔

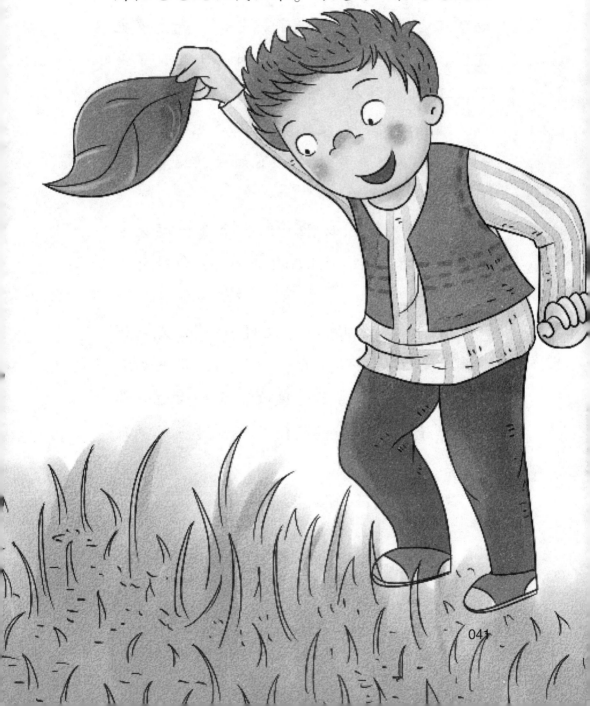

相像的人这么多,到底哪个才是毛毛大叔呢。

"我知道了。"毛小逗咧开嘴笑了,他低低地趴在麦麦罗耳朵边说了一句话, 麦麦罗也笑了。然后毛小逗又低低地对安千儿说了一下,三个小伙伴相视而笑。

"看来啊,毛毛大叔是走了。"毛小逗咳嗽一声, 故意把声音放大,"不如我们继续玩我们的,不用找了。"

"好啊,好啊,反正我们三个在一起玩着也挺好的嘛。"安千儿拍了拍手,装作很开心的样子。

"哎,你知道吧,我听说啊……"麦麦罗顿了顿然后又抬高了声音,"据说啊, 那些离开了身体的鼻毛很害怕大风吹, 风一吹他就要离开鼻子了, 不如, 我们就来制造点风玩玩吧。"

"好啊,好啊,可是怎么制造风呢? "安千儿装作很好奇的样子问麦麦罗。

"这个嘛,很简单。来,我和毛小逗用帽子

使劲地扇风，你可以用你书包里的书本。反正毛毛大叔已经丢了，不在这里，我们又不会把他吹走，是不是啊。"麦麦罗边说边仔细盯着自己脚底下的那一片，并做出要开始扇风的样子。

"啊，别，我在这呢。"藏在下面鼻毛中的毛毛大叔赶紧喊起来。他可不想被风吹出去，他才不要离开亲人呢。

"啊，毛毛大叔，你没丢啊。"安千儿故作惊讶地问，随即高声地说着，"毛毛大叔在这呢。"

"毛毛大叔，你怎么躲在这里不说话呢？"麦麦罗笑嘻嘻地问。

"这个……"毛毛大叔绞尽脑汁，想找个合适的借口解释一下自己为什么躲在这些鼻毛生成的灌木丛里却不说话这件事情。

"哦，我知道了。"毛小逗故意接过了话，他说了这句话后停顿了一下，在看到毛毛大叔焦灼地望着自己时忍不住笑了，"原来，毛毛大叔,喜欢玩捉迷藏啊。"

"嗯,是喜欢玩捉迷藏。"毛毛大叔找到台阶下了,赶紧回答。其实他没看到三个小伙伴笑得肚子都疼了,太好笑了。

毛毛大叔的第一次"越狱"就这样被三个小伙伴识破了, 这个免费的导游只好又回到了麦麦罗小朋友的手上,准备继续参观。

"哎,对了,毛毛大叔,这里不是我们之前在的地方嘛,怎么又转回来了?"言归正传,安千儿小丫头又想到了在找毛毛大叔之前纠结的问题。

"我之前不是给你们说了嘛, 有两个鼻孔,他们一模一样,我们刚刚从那边又走到这边了嘛。"毛毛大叔看着这些熟悉而又陌生的同伴,忍不住感叹道,"我刚才到这的时候也以为又回到自己家乡了呢。"

"哎,毛毛大叔,这儿好多你的兄弟姐妹啊。"麦麦罗盯着自己手里的毛毛大叔看了看,又低下头看看这个由鼻毛组成的灌木丛,忍不住说道。

"是啊，是啊。"安千儿扯了扯毛小逗，"哎，毛小逗，你说毛毛大叔他们不会只是为了装饰这里的吧？"

"才不会呢，要装饰也不会让毛毛大叔们这么不好看的东西装饰啊。"麦麦罗刚说完就感觉手心一疼，低头一看，毛毛大叔正使劲地在自己手心里蹦跶呢。

②鼻毛的作用

"毛毛大叔，你别生气啊，麦麦罗就是这样的。"毛小逗见状赶紧先道歉，然后试图把话题移到别的地方，"哎，对了，毛毛大叔，你还没给我们说你们的作用呢。"

"我们啊。"毛毛大叔见毛小逗这样说了，决定先放麦麦罗一马。其实是毛毛大叔发现不管他怎么使劲在麦麦罗手心里蹦跶，麦麦罗只是觉得稍微有点疼而已。

毛毛大叔可是个聪明人，他看到根本拿麦麦罗没有办法，只好先顺着毛小逗的台阶下来了。

"嗯，别看我们不好看，我们的作用可是很大呢。我们鼻毛呢，是一种特殊的毛发。你

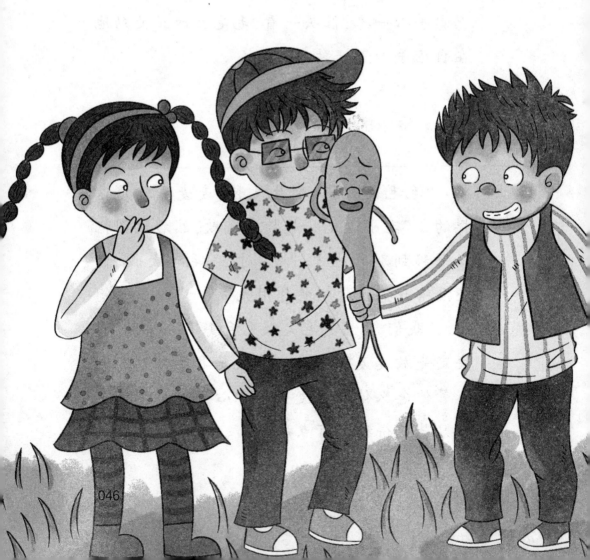

们都知道的，鼻腔是呼吸道的大门，是人体与外界进行气体交换的通道。"

"而生长在鼻腔黏膜上的我们鼻毛，位于前沿阵地，就像呼吸道大门的哨兵，担负着阻拦灰尘、细菌随呼吸进入体内的使命。我们要对每一个从这儿经过的人进行细细的盘问审查，对于进入鼻腔的任何微小的灰尘都能粘住，使这些坏人不能侵入。被鼻毛阻挡的灰尘、细菌再由鼻腔黏膜分泌出来的黏液粘住，形成鼻涕而排出体外。鼻腔黏膜还可分泌免疫球蛋白 A，以围歼入侵的病菌。同时，鼻毛还可以温暖空气，把温暖的空气送入肺中。"

"较大的异物，如小虫、草屑等进入鼻腔，鼻毛不但拦阻，还会向神经系统传递信息，引起打喷嚏，把它们清除出来。"

"知道了鼻毛及鼻黏膜的生理作用，就不难理解为什么拔鼻毛害处大。拔掉鼻毛就等于撤掉了把守呼吸道大门的哨兵，灰尘、细菌可畅通无阻地进入人体，引起人体生病。在拔鼻毛的同时，也使生长鼻毛的黏膜受到损伤。这样不仅影响了鼻黏膜分泌黏液和免疫球蛋白 A 的功能，而且有利于细菌趁机进入损伤的鼻黏膜，引起鼻黏膜炎症，结果就是削弱了鼻腔防御疾病的能力。鼻毛还是一种触觉的辅助感受器。所以，拔鼻毛是有害的。但是为了保持个人卫生和形象，还是要定期地修剪鼻毛、清理鼻孔。"

毛毛大叔说完很是自豪，他感觉自己的腰杆儿都挺直了呢！哼……麦麦罗那个淘气包竟然说自己难看，难看怎么了，自己可不是花瓶。

"哇，毛毛大叔，你好伟大哇。"安千儿很佩服毛毛大叔，她没想到毛毛大叔竟然这么厉害。

"原来这些鼻毛组成的灌木丛这么威风啊。"麦麦罗也忍不住夸了毛毛大叔的兄弟姐妹们一句，这下毛毛大叔更开心了。

"哎，毛毛大叔，这儿为什么这么湿啊。"

毛小逗的话引起了两个小伙伴的围观。他们不相信地用手摸了摸，奇了怪了，还真是的，这儿怎么会有一片湿地呢？

"这个啊，这个说起来就话长了。"毛毛大叔故意摆起了架子。

"毛毛大叔，毛毛大叔，你快点说嘛。"安千儿是越来越好奇了，她忍不住问。

"别着急，我就要说呢。"毛毛大叔看着小家伙们的胃口被自己吊起来了很开心，"你们知道的，在鼻腔里自然生长着一簇簇茂盛的灌木丛——鼻毛，鼻腔黏膜分泌的汗腺和皮脂腺等黏液星罗棋布，随处可见，形成鼻腔内特有的湿地现象。之前我说过了嘛，我们鼻毛可都是鼻腔里忠心耿耿的小哨兵，可以有效地阻拦空气中的沙粒、尘埃、烟雾等颗粒和细菌，以防止固体进入肺部。黏液的工作要比我们更辛苦、更严密一些。虽然我们长期忙碌着，但有时候一不小心仍有些坏家伙就会从我们这里逃离，企图进入肺部，伤害肺部的高级长官。"

"这时自然要对那些坏家伙们进行追捕了，当然这一光荣艰巨的任务就落在了黏液这位伟大严密的士兵身上了。这就叫天网恢恢，疏而不漏。哈哈。"说到这里，毛毛大叔忍不住开始笑了。

"哇哇，好厉害的黏液。"安千儿似乎想起来什么，好奇地问，"哎，对了，毛毛大叔，那他们还有别的工作吗？"

"是啊，他们还有别的工作吗？"毛小逗也很好奇。

"当然有了。"毛毛大叔继续说道，"黏液层不仅要对我们鼻毛的工作查漏补缺，同时还承担着一个更艰巨的任务——加湿空气。柔软温和的肺大婶喜欢的是温暖湿润的空气，空气最好湿度为 70%~80%，温度为 35℃。之前我给你们说过的，鼻甲三兄弟可以圆满地完成给空气加温的任务，加湿空气的重担可全部落在黏液层身上啊。"

"为了湿润空气，黏膜不停地分泌黏液。资料显示，鼻腔一整夜分泌的黏液约有 1000 毫升，如此大量的分泌液，人类是感觉不到

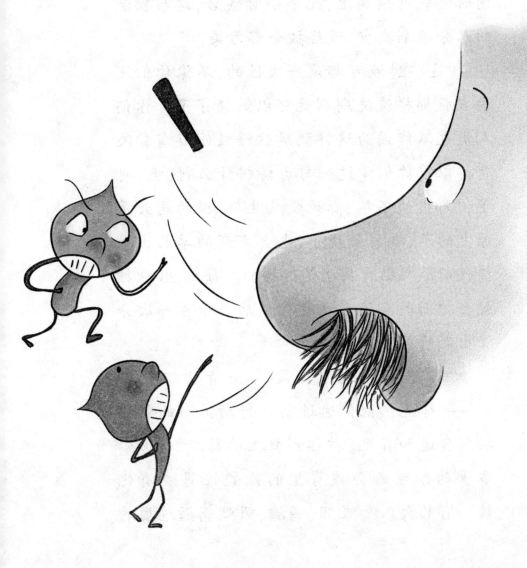

的。那么这些分泌液到底去哪儿了呢，原来都依靠空气不断地蒸发了。每当气流经过，气流中携带的尘埃、颗粒等杂质就被粘在黏液上，同时空气也被润湿，几个小时候后，这层黏液的水分逐渐减少，最终被全部污染。"

"这些黏液可都是一次性的，不像你们穿的衣服那样洗洗刷刷就可以继续穿了。你们人类也不能因为这样就屏住呼吸而节省黏液啊。以前你们学过一句古诗叫什么啊，哦，对了，'野火烧不尽，春风吹又生'。说的是大草原上的草，就算被烧了，也会有新的草长出来替代旧草。黏液层也是这样的。每隔20分钟就会把旧的黏液层送走，然后鼻子再一次分泌出新的黏液来。"

"当然了，这里还要有个清洁工大部队——纤毛，他们通过集体行动把旧的黏液扫到食道和胃里。被吞到胃里的黏液，不管带多少的细菌都会被胃里的强酸性胃液消化掉。有的大人要吸烟、喝酒，吸烟喝酒过度的人会影响黏液的再生长速度，所以要记得告诉你们家的长辈要少吸烟，少喝酒哦。"

　　毛毛大叔看着三个目瞪口呆的小家伙忍不住笑了：瞧瞧那三个小傻瓜的样子，还沉浸在自己讲解的知识里没回过来神来呢。

第4章

喷嚏的那些事

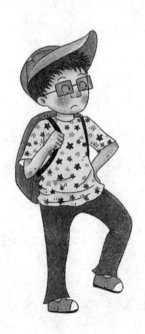

喷嚏的那些事

①惹哭毛毛大叔

"啊,这就讲完了?"许久听不到毛毛大叔的声音,安千儿小朋友这才反应过来:已经讲,讲完了,这么快啊。

"是啊,已经完了啦。"毛毛大叔边说边向四周张望着试图再看到好玩的事情。

"毛毛大叔,这个小小的鼻子竟然有这么

大的学问啊。"麦麦罗有点不解地捏了捏自己
的鼻子。真没想到,这么个小小的家伙竟然要
忙这么多事情,肯定很辛苦的啦。

"嗯,当然了。所以啊,千万别小看这些小
小的家伙嘛,当然也不要小看一点儿都不好
看的我。"毛毛大叔是故意这样说的,他就是
想让麦麦罗同学认识到自己的错误。

"呃,毛毛大叔一点儿都不难看,一切很
努力的人都是可爱的。"麦麦罗这个聪明的小
家伙当然听懂了他的弦外之音,赶紧说道。

"这才是嘛,这才是嘛。"听到麦麦罗这样
说,毛毛大叔终于开心了。竟然夸自己可爱。
一切很努力的人都是可爱的,说的不正是自
己吗?

"毛毛大叔,你们一直在这里生活,就没
遇到过突发状况吗?"毛小逗好奇地问。那句
话怎么说来着,人不可能一帆风顺,总是要经
历风雨。难道毛毛大叔他们就没经历过什么
让他们有点手足无措的状况吗?

"是啊,是啊,毛毛大叔,你说一下嘛。"麦麦罗也有点好奇。当然小家伙们更好奇的是如果再遇到那种突发状况要怎么应对。

毛毛大叔抬头看了一下有点"阴暗"的天空,大叫"不好",但在小家伙们还没有反应过来之时,一阵天旋地转伴随着强力的气流,小家伙们差点被甩了出去,幸亏那些灌木丛——鼻毛再次救了他们。

当然这种情形也只是维持了一小会儿,在逐渐趋向于平静时,毛毛大叔早已吓得缩在了麦麦罗的手心。刚才好险啊,要不是自己灵机一动蜷缩在麦麦罗的手心,现在只怕早让风给吹走了。太可怕了,太可怕了!

"这是怎么了?"恢复了平静之后安千儿眨巴着大眼睛看着毛毛大叔很好奇地问。这是怎么了呢?

"啊,不会是因为我们两个好奇,然后就遇到突发状况了?"麦麦罗有点不可思议地看着毛小逗,"这样说来,我们两个可真的是乌鸦嘴啊，说什么中什么！"

"啊，也是哦。"毛小逗皱着眉头思索了好一会儿，然后对麦麦罗说，"不如我就说句，我们这次有惊人发现，怎么样？"

"别幻想了，先走完这条路吧。"麦麦罗咧开嘴笑了笑，突然他想起了什么似的看着依旧蜷缩在自己手心的毛毛大叔，"哎，毛毛大叔，你可以睁开眼睛了。哎，刚才是怎么回事啊？"

"当然是被你们两个小乌鸦嘴说中了呗，你们刚说突发状况就突发状况了。"毛毛大叔没好气地说。

"毛毛大叔，你看看你的其他兄弟姐妹都那么坚强，你怎么那么胆小呢？"安千儿小姑娘虽然觉得好奇，但绝对没有鄙视毛毛大叔的意思，可是这句话传到毛毛大叔耳朵里就添加了一层别的意思。

"呜呜呜，还说呢，要不是你们的所作所为我也可以那么坚强的。"毛毛大叔越想越觉得自己可怜了。这算是什么事情啊，本来自己和家人好好地在一起，结果被麦麦罗这个淘气的小家伙弄得背井离乡。这还不算，还要被一个小姑娘鄙视，要是自己现在还和家人在一起，也不至于如此害怕啊。

"哦，我懂了哇。"安千儿很认真地想了想，其实这个小傻瓜根本不知道毛毛大叔误解了她话里的意思，"毛毛大叔老了，所以没力气了对不对？"

你看看这个小姑娘，虽然她平时很好心，可是这个时候也不能哪壶不开提哪壶啊。经她这么一说，毛毛大叔哭得更伤心了："呜呜呜，呜呜，什么叫我没力气了，是我没有根了啊，我要是还和家人在一起，遇到什么事情大家抱团就好了。可是你看看，那么强大的气流，现在这么脆弱的我当然要被吹走的。呜呜呜呜，都怪你们……"

"毛毛大叔，你别哭啊，有话好好说嘛。"安千儿一看毛毛大叔这个样子也不知道该怎么办了。这，自己只是好奇地问了问，也没说什么伤他自尊的话啊，他怎么就那么脆弱呢。

②强大的大旋涡

"我，我不哭。"毛毛大叔也觉得要是这样哭下去的话真是有点过分，好歹自己也是大人了绝对不能让小孩子们看笑话。这样想着，毛毛大叔擦了擦眼泪开始一本正经起来："好了，我们先说正事吧。今天要说的呢其实就是你们口中所说的不同寻常的事情，也就是刚刚我们遇到的突发状况——打喷嚏。"

"打喷嚏的现象是指在将进入鼻腔的异物(比如灰尘、细菌、花粉等)驱赶时，出现的一种无意识的'反射'。"

"异物进入鼻腔以后，位于鼻黏膜上的三叉神经向作用于肺部的呼吸肌肉发出指令，猛烈地排出空气将异物驱逐出境。喷嚏反射，俗称打喷嚏。"

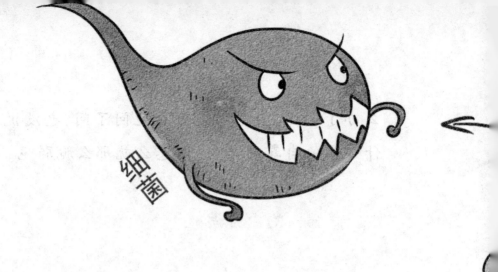

细菌

"打喷嚏通常是因为鼻子过敏或是因为鼻子里面痒痒并通过不自主地喷发而释放。打喷嚏自身可以为一个症状，有时会伴随着其他症状，比如发痒、流鼻涕、鼻子堵塞或眼睛发痒、流泪等，还有嘴巴呼吸——每个感冒症状的都有。打喷嚏其实是肌体从鼻道排除刺激物或外来物的一种方式。"

"一般来说，打喷嚏的情况分为四种：第一种，是感冒时打喷嚏，以帮助清洁鼻部；第二种，是在患有过敏性鼻炎或者花粉症时打

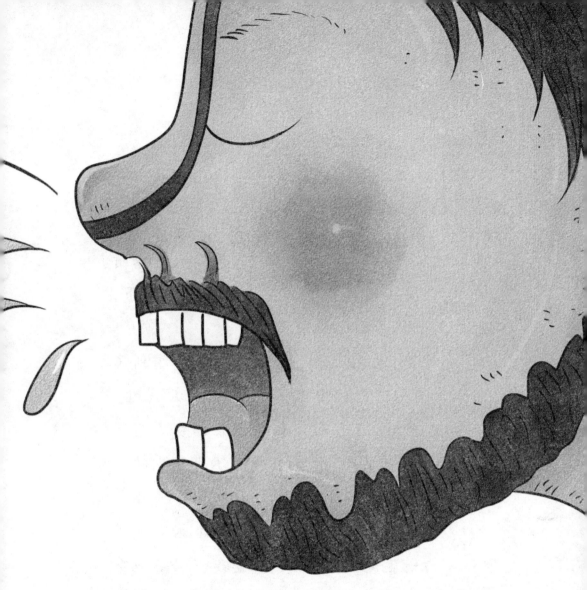

喷嚏,从鼻道排除过敏物;第三种,是患有血管收缩性鼻炎的人,以流黏液鼻涕为典型症状时经常打喷嚏,这种喷嚏源于鼻部血管变得对湿度和温度甚至有辣味的食物过敏;第四种,最常见的打喷嚏的原因是非过敏性鼻

炎。"

"其实，一次偶然的打喷嚏不必忧虑，作为感冒症状的打喷嚏通常在两星期内可随着感冒病愈而消失。然而持久地打喷嚏或伴有其他过敏性症状如流涕、鼻塞、咽痛或者眼睛流泪，就要去看医生了。"毛毛大叔顿了一下，看着三个好奇的小脑袋笑了。

"对了，毛毛大叔，有一次我在家闻到了胡椒粉的味道也打喷嚏了哎。"安千儿说道。

"这个嘛。"毛毛大叔故意装作费力想问题的样子。其实啊，作为鼻子里不可缺少的成员，他怎么可能不知道呢。

"啊，毛毛大叔，这个问题你也不知道啊？"看着毛毛大叔的样子，麦麦罗兴奋地嚷嚷起来，"原来，毛毛大叔是个笨大叔。哈哈哈哈。"

"咦，麦麦罗，你说说为什么闻到胡椒粉的味道也会打喷嚏呢。"毛小逗看到麦麦罗的样子忍不住把这个难题抛给了他。

"这个，这个……"麦麦罗刚准备说自己不知道，但一想到刚刚自己还嘲笑毛毛大叔了，这个时候如果说不知道还不得被毛小逗那个家伙狠狠嘲笑啊，思前想后，他还是厚着脸皮开口了，"这个很简单嘛。"

"啊，麦麦罗，你知道哎？"安千儿没想到麦麦罗不仅知道，还说是个很简单的问题，她瞬间想到了一句话——"人不可貌相"。当然，她不知道接下来她就要对麦麦罗更加地"刮目相看"了。

"当然……"麦麦罗有点不好意思地挠挠头，"嗯，这么简单的问题，还是毛小逗来回答吧。"

"哇，这么简单的问题，我不知道，还是你回答吧。"毛小逗怎么能不知道这是麦麦罗在找台阶下啊。

"好了，小家伙们。"毛毛大叔终于忍不住了，"还是我给你们说吧。这个简单的问题，刚好我这个笨大叔还是知道的。打喷嚏呢也可

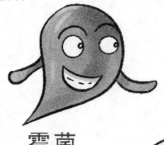

霉菌

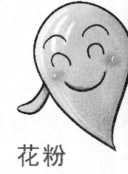

花粉

能是因为受到了来自鼻道的刺激，比如安千儿小朋友刚才说的胡椒粉就是一种，还有花粉、霉菌啊等其他外来的微小物质。在家的时候可以减少过敏原，比如灰尘啊，霉菌啊，头屑啊什么的，这些可都是引起过敏的原因。当

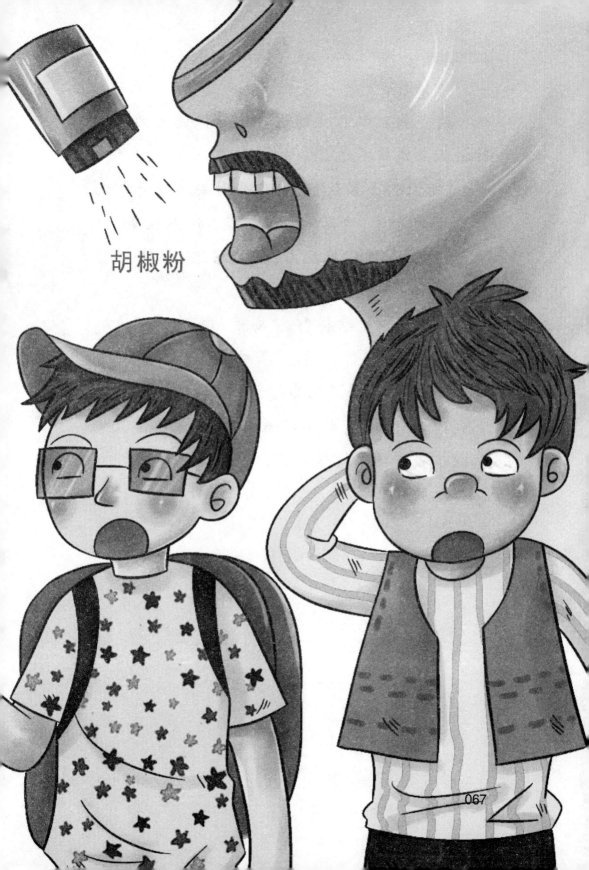

胡椒粉

然，有花粉症的人要通过外出前做适当的预防措施来减轻不适。"

"所以啊小家伙们，你们平时要尊重并爱惜自己的身体，生活规律化，可不能熬夜哦。要坚持锻炼，增强抵抗力，还要注意个人和鼻腔卫生哦。"

"哦，原来是这样啊。"安千儿若有所思地点了点头。

"笨大叔都知道的事情，我们也都知道。"都到这个时候了，麦麦罗还这样说，毛小逗只是撇了撇嘴并不接话。

第5章

镇守重要关卡的指挥官——咽喉

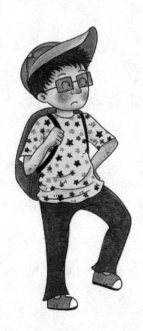

镇守重要关卡的指挥官——咽喉

"什么？"安千儿有点不相信地看着毛毛大叔，"你的意思是，不能陪着我们走下去了？"

"喂，这么不够义气，不是说好要当免费导游的吗？"麦麦罗心里还是舍不得的，虽然和毛毛大叔认识的时间不长，可是毛毛大叔除了有点啰唆和爱哭之外还是个很好的人啊。

"毛毛大叔，是不是我们几个说了什么不该说的话？"毛小逗小心翼翼地问，还不时地在脑海里搜索刚才自己和麦麦罗、安千儿说的话，好像没有什么打击到毛毛大叔的话吧。

听到毛毛大叔说自己不能再陪着他们走下去了，三个小伙伴可真有点舍不得啊。你想啊，在一个陌生的环境里，好不容易有个脾气很好，还懂好多知识的免费导游，要是走了，剩下他们可怎么办呢？

"你们要是带着我，会很难前行的。"毛毛大叔也很为难。他其实很喜欢他们，只是如果他要跟着三个小家伙前行的话，下面那个关卡就过不去了。

"啊，为什么啊？"毛小逗觉得有点不可思议：人体里的器官不都是好朋友吗，带着毛毛大叔很方便吗，怎么会很难前行呢？

"你们不知道，你们要往下走肯定要过一个很重要的关卡。"毛毛大叔叹了口气，"那里有个铁面无私的指挥官，闲杂人等是走不过去的。"说到那个铁面无私的指挥官,毛毛大叔露出了很是崇拜的神情。其实那个指挥官到底怎么样,毛毛大叔也没见过的,他还是听他妈妈告诉他的,而他妈妈也是听一个被扔回来的小家伙微物质说的。

"啊,那,那我们怎么办?"听说闲杂人等过不去,麦麦罗有点担心了,照毛毛大叔这样的说法,岂不是自己和小伙伴前行的道路被拦截了。

"你们啊。"毛毛大叔略一思索,很快就抬起头笑了,"我给你们一个锦囊,但现在不要打开,等看到了那个铁面无私的指挥官的时候再打开。"

"好啊,好啊。"听到有办法过去,安千儿开心极了。毛毛大叔很快就把锦囊交到了毛小逗手上,并再三叮嘱他一定要等见到指挥官了再打开。

三个小伙伴告别了毛毛大叔,带着毛毛大叔给的锦囊一路朝西走去。哦,不是,是一路朝前走去。

看着小家伙们越来越远的背影，毛毛大叔叹了口气："你们还是自求多福吧……"

"哎，你说，毛毛大叔的锦囊里会写些什

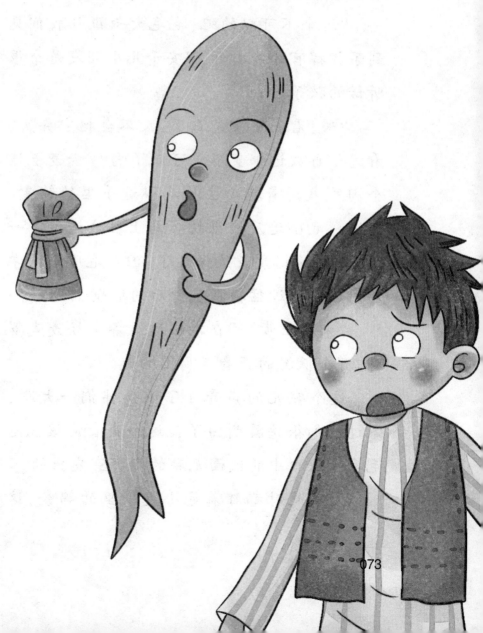

么呢?"还没走多远,麦麦罗就开始盯着毛小逗拿着的锦囊了。

"不如,不如我们拆开看看吧。"毛小逗还未回话,麦麦罗就忍不住说道。

"这个不可以的吧,毛毛大叔说让我们见到了指挥官才能打开。"安千儿小朋友是个很听话的孩子。

"喂,看一下又怎么了,又不会把它弄丢,看完了再放进锦囊不就可以了吗?"麦麦罗这个淘气鬼说着就要去抢毛小逗手里的锦囊。不过,毛小逗反应很快,马上往左边退了一下。手里的锦囊虽然保住了,但是毛小逗同学却因为用力过猛撞在了身后的墙壁上。

"来人止步。"在毛小逗准备责怪麦麦罗时,有个低沉的声音在周围响起。

这个突兀的声音吓了小伙伴们一大跳,不过他们很快就明白了,这个声音应该就是毛毛大叔口中的铁面无私的指挥官发出的。

大家此时都盯着毛小逗手里的锦囊,这

个东西要派上用场了吗？

"那个——"安千儿指了指毛小逗手里的锦囊，示意他打开。

"胆敢擅闯本地，你们三个小家伙好大的胆子！"在毛小逗试图从锦囊里掏出毛毛大叔放进去的字条时，一声猛喝，吓得他手一抖，锦囊连带纸片掉在了地上。

"我们不是故意的。"麦麦罗抢先道歉。遇到这种情况道歉是没错的。

"哦？"低沉的声音里听不出任何情绪。

毛小逗赶紧蹲下来捡纸条，但是纸条上的几个字却让他欲哭无泪。麦麦罗和安千儿巴巴地看着毛小逗，等着他说出毛毛大叔的妙计，可是令他们想不到的是毛小逗盯着纸片好久之后竟然做出了要哭的表情。

毛毛大叔究竟写了什么绝世的妙计啊，竟然让毛小逗感动得哭了。麦麦罗从毛小逗手里抢过纸条，看了一眼之后说了一个"啊"字，再无下文。

安千儿也意识到了问题的严重性。这，这是怎么了。她从麦麦罗手里接过纸条，一看自己也愣了，因为毛毛大叔给的纸条上歪歪扭扭地写着几个大字：

打不过就跑！

这算怎么回事？

"怎么，你们是要我把你们扔出去吗？"低沉的声音，在得不到任何回答后，忍不住又说了一句。

想到要被扔出去，安千儿竟然哭起来了。开始只是小小的抽泣声，后来声音越来越大，最后竟成了呜咽声。

平时很会说笑话的麦麦罗也说不出话来了，只是和毛小逗面面相觑，不知道现在是该去哄安千儿还是该向这个凶神恶煞般的声音的主人说明原委。

"哎，你别哭啊。"那个凶神恶煞般的声音

在听到安千儿小朋友的哭声后竟然也有点慌了。想着自己镇守这儿几百年来从未遇到过这样的情况，这要是传出去岂不毁了自己的一世英名，这么大个人了竟然还欺负女娃娃。这个……

安千儿听到他这么说，哭得更厉害了。

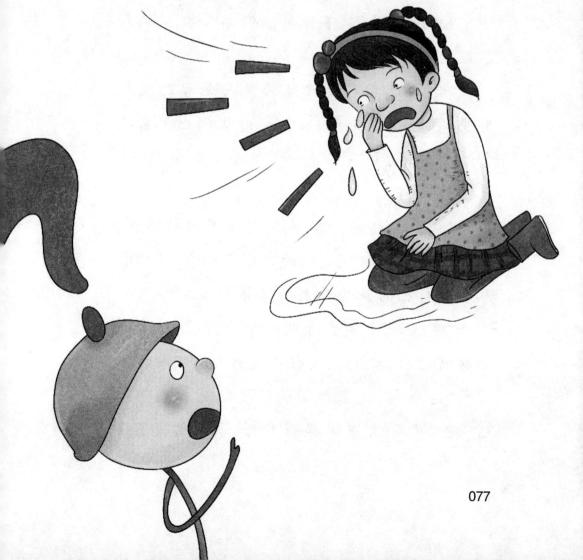

"女娃娃，你别哭了，是我错了。"算了，哪还顾得上什么名声啊，先让这个女娃娃别哭了才是正事。凶神恶煞般的声音的主人决定先委屈一下自己认个错。

"嗯？"安千儿没想到他竟然认错了，顿时止住了哭声，眨巴着大眼睛。

"我说我错了，不该对你们那么凶。"凶神恶煞的声音又一次妥协了。

"你就是毛毛大叔说的铁面无私的指挥官吗？"毛小逗先反应过来，趁机问出了自己想要问的话，要不然等一下他要是再翻脸，自己问谁去啊。

"铁面无私吗？嗯，我就是这里的指挥官，镇守此地。哦，对了，我的名字是咽喉。"咽喉尽量使自己的声音听上去不那么凶。

"咽喉？"麦麦罗有点好奇了，"哎，神奇的指挥官叔叔，你的主要任务是什么啊？"

"这个啊，说来就话长了。既然你们想知道，就给你们大概讲解一下吧。"咽喉顿了顿又开口说道，"其实啊，我们咽喉在你们刚刚出生时就已经成熟了，我们根本没有童年，直接就是现在的成熟大叔的样子了。神奇吧。我们要全副武装地准备接受第一次很重大的任务——负责小婴儿吸入第一口空气。这个任务很重要哦。你们都知道，人要是没了呼吸可就大事不好了，事关人类的生死咧。在第一个任务成功后，人类已经顺利通过人生的第一关——生死关。而我们要赶紧准备迎接第二个光荣的任务，吸入第一口母乳。"

"这两个任务虽然是两个完全不同的动作，但是都要由我们咽喉来指挥调度。你们要知道，有个神一样的指挥是多重要的事情。哈哈。这个过程可是很惊险的，不能出一点点差错，否则小婴儿就会有危险哦。"

"你们肯定很好奇，这些都是为什么呢？这得从我们咽喉的结构说起。咽部在上，是一个12厘米左右的漏斗形状，上宽下窄。上面的分别通往口腔和鼻腔，往下就是喉部了。在

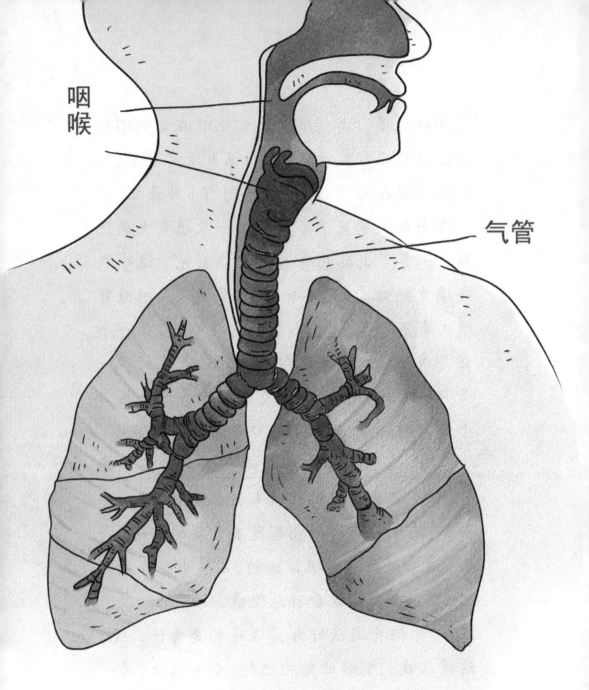

咽喉

气管

颈部向外突出，这点男孩子很明显。再往下就
是两根管子了，这两根管子分别是通向胃的

食管和通往肺的气管。"

"这可是一个很重要的十字路口，这里隐藏着很多你们意想不到的好玩的事情呢。这个呢，等一下还是你们自己去看看，我就不多说了。哈哈。"看着小家伙们期待的眼神，咽喉忍不住笑了。

"你现在给我们讲讲，好不好？"毛小逗有

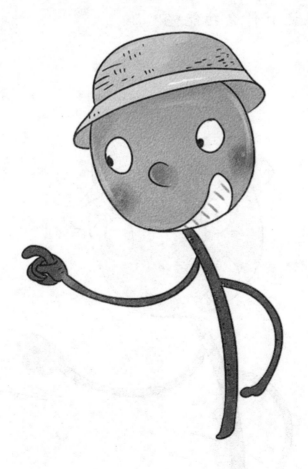

点不甘心。

　　"不好。哈哈。"咽喉也真是的,明明知道小家伙们很好奇还偏偏不说,"这个神奇的面纱还是由你们自己去揭开吧!哈哈。"

　　安千儿听着这个很欠扁的声音,不满地嘟了嘟嘴,但是一想到他可不是什么善良温柔的人,赶紧又装作很好奇的样子问:"那,你们咽喉还有什么功能呢?"

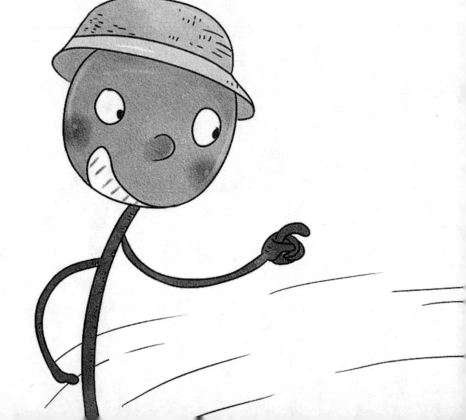

"这个嘛……"咽喉故意装作不想回答的样子。

"说一下嘛，不会这个神秘的面纱也要我们自己去揭开吧？"麦麦罗赶紧抢先说道，"哎哟，我知道你肯定不会让我们猜的啦。"

"嗯，算你聪明。这个嘛，当然还是我告诉你们了，我们咽喉的很重要的功能其实是三个。第一个呢就是呼吸功能。"说到这里的时

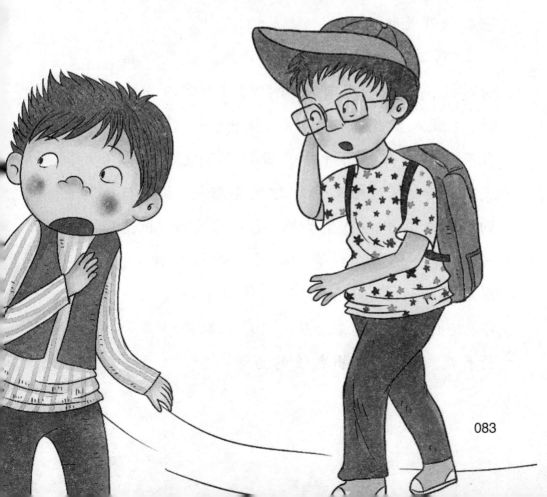

候，咽喉顿了一下，看着小家伙们期待的眼神，笑了笑又继续开口，"我们咽喉不单单只是呼吸时气流出入的通道，它对吸入的空气还具有温湿度调节和清洁作用，同时，在大脑的调节下声门作为空气出入肺部的必经之路，可根据人体生命活动所需氧量的增减而发生宽窄变化。入声门在人平均呼吸时收缩较小，在运动或情绪激动时，扩张较大，以便增加肺部气体交换。"

"第二个功能，就是发声功能。你们说话的时候，我们咽喉可没闲着啊。正常人发声时，先吸入空气，声带内收，拉近，声门闭合，当气流自肺部呼出冲击声带时，使之振动而发出声音。经过咽腔和口腔改变形状，鼻腔与胸腔参与其中而产生共鸣，使声音清晰、和谐悦耳，并有软腭、口、舌、唇、牙齿等协同作用，形成各种语言。所以啊你们随便张口说两个字，我们都要忙起来。声调的高低取决于声带的长度、张力和呼出气流的力量。"

"第三个功能呢，当然就是免疫和保护功能了。咽部有个扁桃体，在儿童期，他可是个活跃调皮的免疫器官，对从血液、淋巴或者其他组织侵入机体的有害物质具有积极的防御作用。幼儿3~5周岁时，因为接触外界'变应原'（引起变态反应，又称超敏反应的抗原物质称为变应原。变应原可以是完全抗原，如微生物、螨虫、寄生虫、花粉、异种动物血清等；也可以是半抗原，如药物和一些化学制剂等）的机会较多，所以扁桃体显著增大。青春期后，扁桃体的免疫活动趋于减退，组织本身也逐渐缩小。腺样体也是个免疫器官，但是作用比较小。"

"怎么样，我们除了之前的重要作用，还有这样的功能呢，你们呼吸啊，说话啊，哪一样都离不开我们咽喉哦。"咽喉真是个骄傲的家伙呢，他看到小家伙们眼睛里闪烁出来的崇拜之后，更加得意忘形了。

"哇，真的没想到啊，原来我们说话的时

候你也起到很大作用哇。"安千儿以前一直以为说话只是嘴巴的功劳，没想到还有这么多大功臣啊。

"是啊，是啊。"麦麦罗也表示赞同。

"嗯，小家伙们，你们现在可以继续往前走了，后面会有更好玩的事情等着你们哦。"说了一大堆之后，咽喉又要忙起来了。他并没有阻碍小家伙们前进的脚步，反而很热心地给他们指了路。

第6章

再遇交警哥哥——会厌软骨

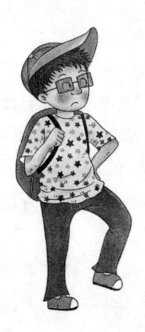

再遇交警哥哥——会厌软骨

　　抱着对咽喉指挥官口中那个神秘的十字路口的好奇，三个小伙伴加快了脚步。还有什么比好玩的事情更有吸引力呢。

　　"咦，这儿很熟悉啊。"安千儿环顾四周，终于发现了从刚才到现在自己觉得奇怪的原因。

　　经安千儿这么一说，麦麦罗也停下来打量了一下四周。可不是吗，这儿的一切怎么这么熟悉呢？麦麦罗忍不住张口唱道："在哪里，在哪里见过你？"这是麦麦罗的虎妈在家没事时爱哼的歌，耳濡目染，麦麦罗也记得了这句歌词的调调。

"别闹了，我是说真的哎，这儿很熟悉。"安千儿又认真地看了看四周，然后回头瞪了一眼麦麦罗。

"我知道啊，我也觉得很熟悉。嘿嘿。"麦麦罗其实想说难不成在梦里见过，但是他知道他要是说了，肯定会遭到安千儿和毛小逗的鄙视。

"有朋自远方来，不亦乐乎。"在毛小逗刚准备开口解释那两个小伙伴的疑问时已经有个熟悉的声音传过来了，"小家伙们，我们又见面了哦。"

"啊，交警哥哥，是交警哥哥哎。"安千儿很快就听出了是以前遇见过的交警哥哥——会厌软骨的声音，兴奋得差点跳起来。

"我说呢，难怪这么熟悉。"经过安千儿这

一嗓子吆喝，麦麦罗才想起来，他对着身边的毛小逗挤眉弄眼，"你不是很聪明吗，怎么就没想到是交警哥哥呢？"

"比你聪明。"毛小逗心里其实对刚刚交警哥哥突然说话有点介意，因为他抢了自己的风头啊。那时他刚刚要告诉两个笨蛋小伙伴这儿是交警哥哥的地盘，是以前来过的，结果被交警哥哥先说了。

"喂，你们两个这是什么表情，看到我不开心啊？太伤我心了哦。"会厌软骨看到两个嘀嘀咕咕的小家伙忍不住开口了。还是安千儿小姑娘乖，看到自己那么开心。

"咳，咳，哪有啊，我们都很开心，感到很荣幸。哇哇，竟然是交警哥哥啊，真想给你个大拥抱啊。"麦麦罗说完这句话忍不住想打自己，毛小逗在一边都快笑死了。

"喂，喂，你这个淘气鬼。"会厌软骨可是个很聪明的交警哥哥，他当然知道麦麦罗这个淘气包又调皮了。

"咦，对了，交警哥哥，听说这附近有个很好玩的十字路口，你知道吗？"毛小逗突然想到从刚才到现在都纠结着自己的问题，想着交警哥哥在这儿时间这么长，肯定是知道的吧。

"很好玩的十字路口啊。"会厌软骨略一思索就明白了小家伙们说的好玩的十字路口

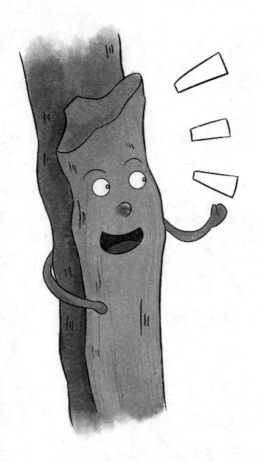

就是自己所在的地方，不过他决定逗逗小家
伙们，便装作为难的样子说，"这个啊，我真的
不知道。"

　　"啊，交警哥哥竟然不知道？"安千儿觉得
太不可思议了，记得平时放学后遇见的交警
叔叔都知道好多好多地方的，这个交警哥哥

怎么这么笨呢？

　　"很好玩的东西，当然很神秘了，很神秘的东西当然就没几个人知道了嘛。"麦麦罗觉得安千儿太笨了，这么简单的道理都不知道。

　　"交警哥哥，你真的不知道啊？"毛小逗觉

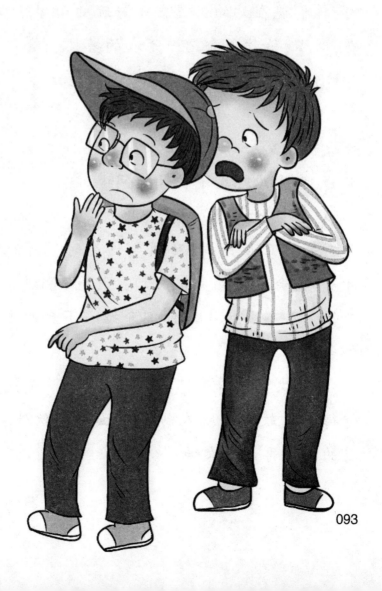

得他不可能不知道，因为咽喉指挥官已经说了是在这儿附近的嘛。再说了，交警哥哥在这个岗位都坚持了几百年了，怎么会不知道呢？

"哈哈哈……"会厌软骨忍不住笑了起来，"我当然知道了，刚才是逗你们呢。其实啊，你们现在站的位置就是好玩的十字路口。哎，对了，给你们介绍一下我的搭档。"会厌软骨边说边给附近的警官悬雍垂打电话。

"交警哥哥，你的搭档呢？"左等右等除了会厌软骨交警哥哥，三个小伙伴再也没看到别的，安千儿就忍不住开口问道。

"这个，这个。"原来会厌软骨的好搭档悬雍垂警官正在指挥"交通"，这个时候可脱不开身啊，会厌软骨灵机一动，"他啊，他现在正在忙，要不要我先给你们介绍一下我的主要任务呢？"

"上次交警哥哥不是讲过了吗？"麦麦罗觉得会厌软骨分明在糊弄自己和小伙伴，讲过的还要再讲一次吗。

"是啊，是啊。"安千儿也赶紧点头附和。

"虽然我们很无聊，可是交警哥哥也不能这个样子啊。"这次连毛小逗也和麦麦罗站在了同一战线上。

"呃，这个啊。"会厌软骨看着三个小家伙忍不住笑了，"上次不是漏了点知识没有讲给你们嘛，这次就一并讲了吧。况且我那个好搭档也脱不开身，不如我就顺便给你们详细地讲解一下他以及这个很好玩的十字路口，怎么样？"

"好啊，好啊。"听到会厌软骨说要详细地讲解，小伙伴们当然都很乐意了。

"嗯，在这个十字路口其实有两个交警的，一个是我，这个你们都知道的。"会厌软骨说到这儿嘿嘿一笑，"还有一个就是我的搭档悬雍垂警官了。为什么说他是警官呢，当然不是因为他的职责比我重要了。其实是他比我大，嘻嘻，虽然我们是同时出生的，可是我是一张娃娃脸嘛。嘘！"

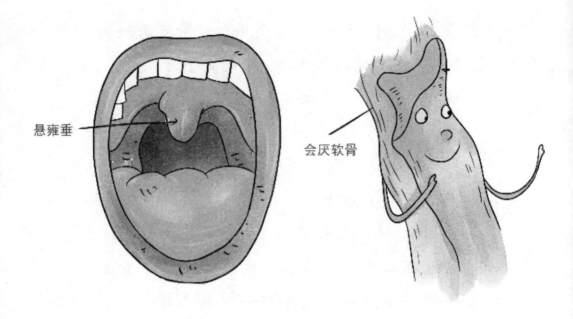

悬雍垂

会厌软骨

　　"我们的主要任务呢，就是负责识别你们这些物质到底该走哪条路，是走口腔到食道的路线还是鼻腔到气管的路线。我的好搭档悬雍垂警官负责检查来来往往的物质，当他发现来往的物质是从口腔进站的话，就会上提关闭向上通往鼻腔的路口，防止这些淘气的小家伙跑进鼻腔；当吸气呼气的时候，他就会自然打开，保证从鼻腔到气管的线路畅通无阻不堵车。"

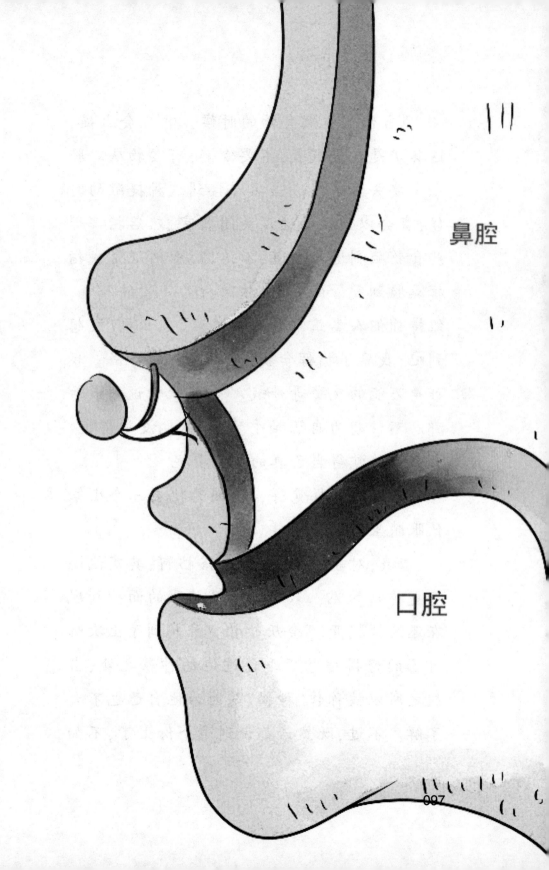

鼻腔

口腔

"当你们吞咽食物的时候，喉咙会上提，这其实是在提醒我，不要偷懒，有食物从口腔上车要去食道呢。当然在接到这种提醒的时候，我会以最快的速度关闭器官，然后指挥那些食物顺利进入食道，不跑偏。平时还是我指挥鼻腔到气管的线路，适时打开气管的入口，维持你们人类正常的呼吸过程。怎么样，没想到吧，我除了指挥食物，还有这样的作用。我可是万能的交警哥哥哦。"会厌软骨说到最后都忍不住想为自己拍手了，以前也没觉得啊，怎么突然觉得自己真的很重要呢。

他突然这样觉得，是因为他在三个小家伙眼睛里看到了崇拜。

"哦，对了，对于我这个搭档啊，其实他还有更神秘的呢，只不过那层神秘的面纱到现在还没被揭开。"会厌软骨突然想到了上次听自己的好搭档悬雍垂说过他的神秘之处，当然之所以被称作"神秘"是因为他自己也不大了解。不过，既然话都说到这个份上了，不如全部说给这些小家伙们吧。

"神秘，他是不是也会变魔术呢？"麦麦罗不愧是个魔术迷，提到"神秘"两个字最先想到的就是变魔术。

"呃，这个嘛。"会厌软骨故作神秘地笑了笑，"可不是什么魔术哦。那就是在很久很久很久之前，啊，用你们的话说，就是古人是认为悬雍垂与声音有关。悬雍垂呢还有别的名字，比如小舌头、蒂丁、喉花、蒂中等。他最神秘的就是某种语言是需要他的，是为了发出某种很特别的声音。这种特别的声音可不是你们现在接触的语言哦，具体的嘛，我就不知道了，那就是他的神秘之处。"

"哇哇，我长大了一定要研究出来他的神秘之处。"麦麦罗听完后信誓旦旦地说，"到时候一定来告诉你和你的搭档。"

"好啊，好啊，有志气的孩子。哈哈。"交警哥哥很开心地笑了。不过，交警哥哥是个大忙人，顾不得再闲话了，就给小家伙们指了路，目送他们走了过去。

第7章

偶遇美丽群像——肺泡

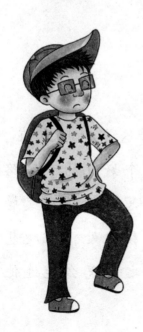

偶遇美丽群像————肺泡

①安千儿受冷落

有了交警哥哥会厌软骨这个老朋友在，小伙伴们很顺利地通过了这个好玩的十字路口。都走了好久了，麦麦罗的思维还陷在交警哥哥说的关于他的搭档的神秘之处，他越想越觉得不可思议，那个神秘之处怎么能连他自个都不知道。

"哎，毛小逗。"麦麦罗决定问问。虽然他对自己这个搭档有诸多不服气，可是他明白，毛小逗的确是个很聪明的小家伙。

"嗯，怎么了？"麦麦罗一本正经的样子让毛小逗很不适应，他以为麦麦罗又要恶作剧了，自然而然地往远处站了站。

"哎，那个神秘的悬雍垂你一点都不好奇吗？"麦麦罗看到毛小逗的样子忍不住笑了，他知道毛小逗肯定以为自己又要逗他了。

"好奇啊。所以，才要多认识人多观察身边新鲜的食物，等知识多了，所有的难题都会迎刃而解了。"其实毛小逗也是很好奇的，只是后来觉得别人都不确定的事情自己乱问也不会有什么效果，不如努力学习知识，自己揭开悬雍垂神秘的面纱呢。

"咦，你们快看，这是什么东西啊？"安千儿根本就没注意听两个小伙伴讨论的问题，所有的心思都被身边好玩的吸引了，"哇哇，太漂亮了。"

"大惊小怪。"虽然嘴里这样说着，麦麦罗在顺着安千儿手指的方向看过去时也张大了嘴巴。是啊，那是什么，真的好漂亮。

"毛小逗，你说这些可爱的东西都是什么啊，天上的彩灯？"安千儿研究后发现，实在是没看出来这些是什么，只好把疑惑的目光转向也正在认真研究的毛小逗。

"嘻嘻，我才不是彩灯呢，而且我也不在天上。"在毛小逗思索着要怎么回答时，那些漂亮的东西突然开口了，声音低低的但是很可爱，就像是小家伙们在家看到的动画片里的小姑娘。

"是个小姑娘啊。"麦麦罗嘻嘻哈哈地看着安千儿，"你瞧瞧，同样是小姑娘，人家声音多好听，哪跟你一样动不动就一惊一乍的。"

"哼，那下次我去学校再带好吃的，你别吃。"安千儿气得鼓起了脸，"你可以让这个小姑娘给你带东西吃。"

"喂……"麦麦罗想了想觉得和安千儿讲

道理是说不通的，还是转移话题吧，有了这样的想法他赶紧问刚刚说话的小姑娘，"嘿嘿，敢问小姑娘芳龄啊。"

"啊——"小姑娘似乎被吓到了，愣了一下才开口，"我可比你们大多了，怎么能喊我小姑娘呢。"

"那敢问姐姐怎么称呼？"安千儿抢在麦麦罗前问了小伙伴都想知道的。

"我啊，其实就是肺泡。"她想了想，微微红了脸，然后扭捏了半晌才开口，"其实你们可以喊我泡泡姐姐，因为我觉得泡泡姐姐比较可爱啦。"

看来还是个好脾气的可爱姐姐呀，在这个好脾气的可爱姐姐面前，小伙伴们开始自由谈论了。

"泡泡姐姐，你可不可以具体介绍一下你自己呢。"问完之后安千儿觉得不介绍自己很不礼貌，赶紧介绍，"我叫安千儿，嘿嘿，也是个爱美的小姑娘。"

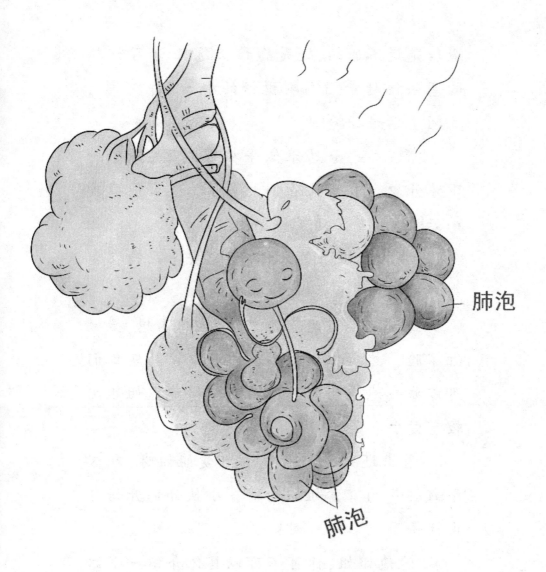

肺泡

肺泡

  "谁稀罕你自我介绍啊。"麦麦罗又把矛头对准了安千儿。就在安千儿准备发火的时候他又赶紧求助于毛小逗。

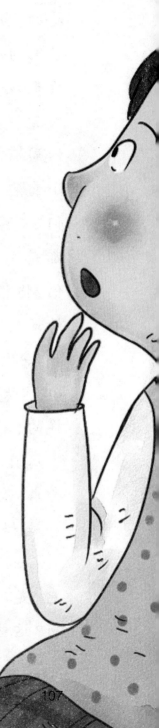

"泡泡姐姐，你别搭理他们，还是具体讲讲你自己吧。"毛小逗瞪了麦麦罗一眼，回头对肺泡小姑娘说。

"毛小逗……"

"鄙视……"

……

②肺泡

在两个小家伙各种不满的眼神中，肺泡小姑娘赶紧出场打圆场："额，我嘛，名字就是肺泡了。说起我呢，就不得不提你们刚刚经过的十字路口了，经过喉咙进入气管的空气，基本上已经达到了肺要求的湿度和温度指标了，然后就从气管进入到不断分支的支气管，随着支气管的逐级分支，管径变得越来越细,当然了,管壁也会变得越来越薄。经过多次的反复,分支成无数细支气管,最终在尾段形成了一个膨大的气囊,在这个气囊的四周有很多突出的小囊泡,就是我们了。旁边其实都是我的姐妹们,你们仔细看的话就会发现,其实我们的大小形状是不一样的,不过我们平均直径是 0.2 毫米。你们的爸爸妈妈大概有 3 亿~4 亿个肺泡。是不是很多啊?这些肺泡的

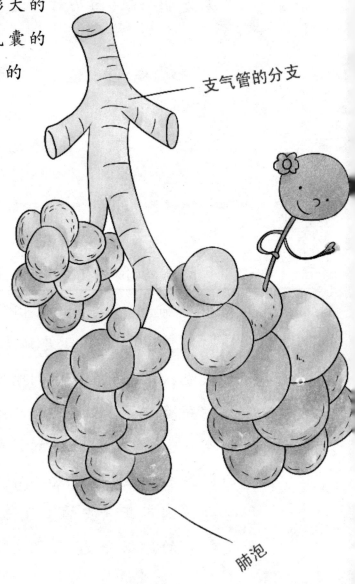

支气管的分支

肺泡

108

总面积接近 100 平方米，比你们人类皮肤的表面积还要大好几倍哦。"说到这里肺泡小姑娘的嘴角微微上扬，脸上写满了自豪。

"哇，那你们主要的工作是什么呢？"麦麦罗觉得好神奇，一路走过来遇到了各种各样的器官，每次都被震惊到。

"我的工作啊，"肺泡姑娘顿了一下笑嘻嘻地说道，"可是个很重要的工作哦。我们是肺部进行气体交换的最基本的单位，是个很重要的部位。你们人类是离不开氧气的，氧气从我们这儿向血液弥散，要经过我们内表面的液膜和我们的上皮细胞膜，以及我们的上

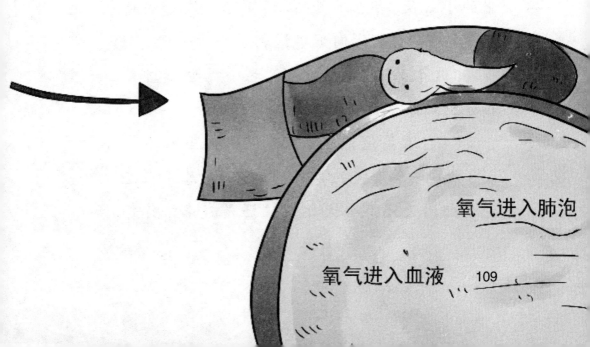

氧气进入肺泡

氧气进入血液　　109

皮与肺毛细血管内皮之间的间质，还有毛细血管的内皮细胞膜共四层膜。"

"这四层膜被合称为呼吸膜，呼吸膜的平均厚度不到1微米。可别小看这些小家伙，它们可是有通透性的，所以气体交换十分迅速。"

"被我们吸入的气体进入血液后，静脉血就会变成含氧丰富的动脉血，并且随着血液循环输送到全身各处。在我们周围毛细血管中，血液含有的二氧化碳则可以透过毛细血管壁和肺泡壁进入肺泡，通过呼气排出体外。"说完这些后，肺泡小姑娘看着大眼瞪小眼的小家伙，有点不知所措：是不是自己讲得太复杂了，小家伙们听不懂啊。

"这个……"很久之后，毛小逗也不过是说了这四个字后又开始沉默了。

"哎，笨蛋泡泡，你这么说他们当然不懂了。"另一个清脆的声音响起来了，原来在泡泡姐姐附近还有个大姐姐，"还是我来给你们

110

说吧。气管呢，都在费力地延伸着，他延伸可不是因为他霸道地想占地盘，而是他要竭尽所能地输送空气到肺泡中。在和围绕着肺泡的毛细血管擦肩而过的瞬间，空气的任务就是把血液中的红细胞喂饱，让他们吃饱喝足氧气，鼓足精神，他们吃饱喝足后就会为了不做个胖子开始新一轮的旅行。当然了，我是开玩笑的，这可是他们的工作。他们每次吃饱喝足之后就要蹦蹦跳跳地前往人体其他部分继续工作，把氧气按时送到每一个角落，然后把那个地方的二氧化碳和身体内的其他废物等小坏蛋抓走。这下，懂了吧？"

大姐姐不愧是大姐姐啊，经她这么一说，小伙伴们马上明白了。

第8章

误入"凶巴巴"的地盘——横膈膜

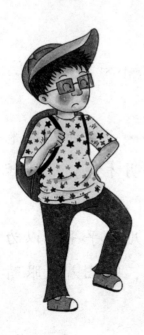

误入"凶巴巴"的地盘——横膈膜

泡泡姐姐扭捏了一会儿，不好意思地说："嗯，还是大姐聪明。嘿嘿。"

"这就证明了，哎，那个……"麦麦罗本来想说个成语来显示自己的聪明才智，结果话到嘴边却忘了。

"证明了什么啊？"安千儿傻乎乎地以为麦麦罗又想到了什么好玩的，眨巴着大眼睛望着他。

　　谁知道麦麦罗吭哧了大半天，愣是没想到那个成语，他最终把目光投向毛小逗："喂，给你个表现的机会，那句话怎么说来着？"

　　"姜还是老的辣呗。"毛小逗还未开口，已经有个低沉的声音传到了小伙伴们的耳朵里。

　　"毛小逗，还是你了解……"麦麦罗口中那个"我"字还未说出口，已经感觉到了不对劲。是的，极其不对劲，刚才那个声音可不是毛小逗哇。

　　"啊。"毛小逗也愣了，他也很好奇那个抢了自己台词的人是谁，当然他更惊讶的是原来还有人比自己了解麦麦罗，知道麦麦罗想说的是哪句话啊。

　　"何方神圣，先报上名来。"麦麦罗边说边做了个黄飞鸿的姿势，还得意地甩了一下头发。

　　"私自闯进我的地盘还问我是谁，真没礼貌。"刚刚还算是有点友好的声音在听到麦麦罗那样说之后瞬间冷了下来。

"啊。"麦麦罗只是一时兴起，再加上遇到了好多好多很友好的人，怎么也没想到竟然有个脾气不大友好的人，一时间也僵住了，不知道该怎么回答。

"地盘吗？"毛小逗四处看了看，装作不经意间地说道，"这不是肺泡姐姐们的地盘吗？"

麦麦罗收回姿势，随处看了看，自己和小伙伴们并没有走出多远，应该还在肺泡姐姐的地盘啊。这样想着，不免理直气壮起来："这儿当然是肺泡姐姐们的地盘了。"

"肺泡，姐姐……"这个脾气不大好的人顿了一下，似乎是冷笑着说出下面三个字，"哦，是吗？"

"嗯……"麦麦罗这个一向以调皮胆大著称的家伙也吓得不敢回答了，现在到底要回答"是"还是"不是"呢？

"那，难道不，不是吗？"毛小逗也不知道要怎么回答，倒是平时很胆小的安千儿先开

116

口了。这个时候的情景就只能让人想到一句话，谁说女子不如男。

"当然不是了，这儿是我，我们共有的地盘。"这个脾气不大友好的人本来想说是自己的地盘，可是突然一想要是这样一说，可怎么面对自己隔壁的肺泡们呢，只好改了口。

"既然是共有的地盘，怎么可以这么霸道呢。"麦麦罗赶紧插嘴道。

这时许久不说话的肺泡姐姐也开口了："哇，好邻居横膈膜先生啊，这群小家伙很可爱的，你不要这么凶巴巴的啊。"

"谁凶巴巴的了？"原来这个不大友好的人竟然是横膈膜，听到肺泡说自己凶巴巴的，横膈膜觉得很冤枉，"我正在努力工作，他们在这儿走来走去，影响我。"

其实小伙伴们还真没影响横膈膜先生，只是因为他是想要和小家伙们聊天，可是又不习惯和陌生人讲话，才装作威严的样子吓吓他们的。

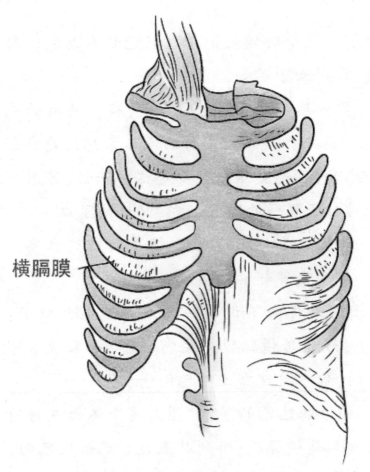

横膈膜

　　"哈哈……"作为多年的老邻居肺泡怎么可能不理解横膈膜先生呢，她笑了之后装模作样地对小家伙们说，"你们可真淘气啊，竟然影响到了横膈膜先生。这样吧，我给你们指条路走吧。"

　　三个小伙伴没想到主人竟然下了"逐客

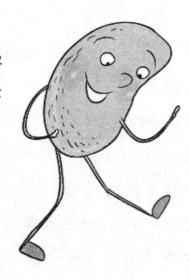

我可是膜状肌肉哦

令"，互相瞅了瞅决定先离开。看到三个小家伙要走，横膈膜先生有些慌了，赶紧冲小伙伴们喊道："呃，没事，你们可以继续逛，你们要这么走了，

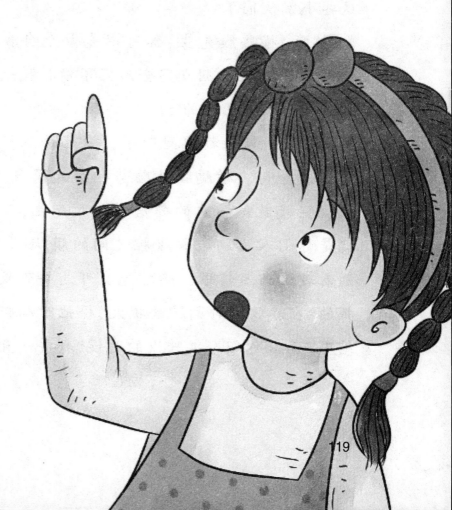

以后说起来还怪我的不是，再说了，我都这么大个人了不会和小孩子较真的。"

既然横膈膜先生这样说了，三个小伙伴自然很开心地留了下来，要知道他们三个还有满腹疑问要叨扰这位横膈膜先生呢。

肺泡姐姐忍不住笑了。当然，她也有工作要忙，但她知道横膈膜先生肯定不会再难为这些小家伙们了。

"咦，横膈膜先生，你可以先做个自我介绍吗？"安千儿小朋友完全忘记了横膈膜先生之前是怎么凶巴巴的了。

人家小姑娘都问问题了，自己总不能这么绷着脸啊，横膈膜就顺势介绍起了自己："我啊，我就是肺泡的邻居横膈膜先生，其实就是你们人类胸腔和腹腔之间的膜状肌肉。别看我这么不起眼，胸腔先生可是要听我指挥的，在我收缩时胸腔就扩大，松弛时胸腔就缩小。而且你们人类呼吸的时候，我要一直忙着收缩和舒张。怎么样，厉害吧？"

横膈膜先生一时得意忘形竟然把自己辛辛苦苦塑造的凶巴巴的形象毁了，竟然如此骄傲地想听小家伙们夸奖他。但是，见过太多伟大的人，哦，不，是太多伟大的器官之后，小伙伴们根本没有要夸奖他的意思。

这个时候整个场面很是尴尬，甚至连善于圆场的麦麦罗都不知道该说些什么。小伙伴们总觉得违心地夸赞别人是不好的，要诚实，对，这个好品质一定要好好留着。

不过，横膈膜先生好歹也是见过世面的人，他当然知道怎么应对这种尴尬。他微微一笑，让自己的声音听起来有点撒娇的小味道，然后眼睛一闭，装作不好意思地说："你们太讨厌了，人家不过是想要个夸奖而已嘛。"

其实小伙伴们无法缓解此时的尴尬，最主要的还是之前横膈膜先生凶巴巴的样子吓坏了他们，在他们看来和凶巴巴的人一定要保持距离。

不过此时，看着横膈膜先生的样子，小伙

伴们互相看了看，都忍不住笑出声来。

"哇哇，没想到哦。"安千儿已经忍不住，"没想到横膈膜先生竟是如此可爱呢。"

"是啊，是啊。"麦麦罗话锋一转，"不过，你刚才为什么要那么凶巴巴地对待我们啊。"

"这个嘛，其实是因为我不大擅长和陌生人说话。"横膈膜先生突然想到很久之前邻居肺泡给自己说过，要想交好朋友，首先自己要坦诚。

既然想和小家伙们做朋友，还凶巴巴地吓过他们，不如就坦诚点吧。

小伙伴们此时明白了，其实有的平时看上去凶巴巴的人也是大好人呢。横膈膜先生这个大好人心想干脆好事做到底，就告诉了小伙伴们他们接下来要经过的地方，还偷偷给他们写了一封很长很长的信。

不过，横膈膜先生和之前遇到的毛毛大叔一样爱故弄玄虚，他告诫小家伙们一定要在最后一站才能打开信封，否则，会遇到大怪物的，因为他会魔咒。

虽然小伙伴们不相信，可是看着横膈膜先生一本正经的样子，他们决定就暂时相信

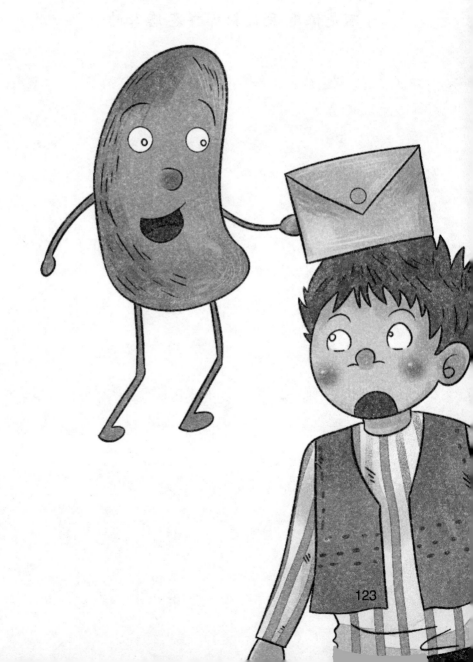

他一回吧。小伙伴们不知道,在最后一站结束
后他们要多感谢横膈膜先生啊,因为横膈膜
先生的信封里真的是藏了好多好玩的东西,
可不是像毛毛大叔那样忽悠人的。

第9章

相亲相爱的两大家族——肺

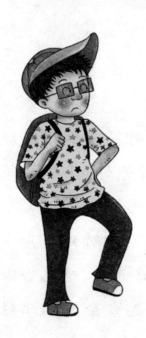

相亲相爱的两大家族————肺

①肺的结构

小伙伴们虽然很好奇，可是想到横膈膜先生说的话，觉得还是不拆开好，干脆就等过了最后一站再拆开吧。

小伙伴们还没怎么走呢，就听到有声音从远方传来。等等，那是什么声音，嘻嘻哈哈的，现在不是工作时间吗，怎么会有如此轻松的笑声呢？

偷懒？麦麦罗听到嘻嘻哈哈的声音后第一反应就是，这里有人偷懒。

为了确认一下是谁在这个时候偷懒，小伙伴们顺着声音源走了过去。离声音源越来越近，当然那些嘻嘻哈哈的声音也越来越清晰了。

"喂，你别只顾着笑啊，你的工作。"在小伙伴们还没看清楚到底是谁在偷懒笑的时候，已经有个声音提醒了那些正在嘻嘻哈哈的人们。

"不要这么严肃嘛，真是的。"嘻嘻哈哈的声音被一个无奈的声音替代。

"哇，有客人来了哦。"显然，三个小家伙被发现了。

"欢迎……"

"欢迎……"

"我先说的欢迎。"

"我先说的嘛。"

"明明是我……"

"这个……"毛小逗左看看右看看不禁迷糊了:这个不过是欢迎的事情,何必这么较真呢?

"搭档,看来他们之间关系很恶劣啊。"麦麦罗拍了拍毛小逗的肩膀。想了大半天只能用恶劣来形容这些家伙们的关系了,瞧瞧自己和毛小逗可是杠杠的关系,哪像他们。

"你们才关系恶劣呢。"麦麦罗的声音已经很小了,可还是传到了正在吵嚷着的器官的耳朵里。

"就是,我们关系可好了,是吧,小下同学。"另一个也赶紧说了一句,生怕小伙伴们不相信,还故意用这样亲昵的语气说出来。

"就是呢,大下同学。"那个被称为小下的同学赶紧也以同样的态度向小伙伴们证明,自己和同伴真的是亲密得不得了哇。

"咦,这情况怎么这么熟悉啊?"安千儿小朋友听着小下和大下同学这样直呼,仔细一想，马上就笑了：这不就是毛小逗和麦麦罗平时的样子吗？

"呀，你们关系可好了，真的很好。"麦麦罗想到既然是人家的地盘，当然要捡好听的话说了，不然再得罪了人被下逐客令该怎么办。

"是吧，我告诉你们……"小下同学听到麦麦罗这样说，脸笑得跟朵花一样，准备拉着小伙伴们大谈特谈关于他和大下同学的种种事情，"我和大下同学啊天天都这样，虽然工作很繁忙……"

"呃，打断一下。"虽然觉得这样打断别人的话有点不礼貌，可是毛小逗可管不了了，因为小下同学的话说得他和小伙伴们更迷茫了，尤其是更好奇大下和小下同学的真实身份了。

"嗯，什么事情？"小下同学并没有因为被打断而生气，反而很开心地询问毛小逗。

"你能不能给我们看一下你的身份证？"

毛小逗突然想到，大人们都是有身份证的，
而且身份证上是有全名的。

　　"身份……身份证是什么？"小下同学仔
细琢磨了好久还是没弄明白毛小逗口中的

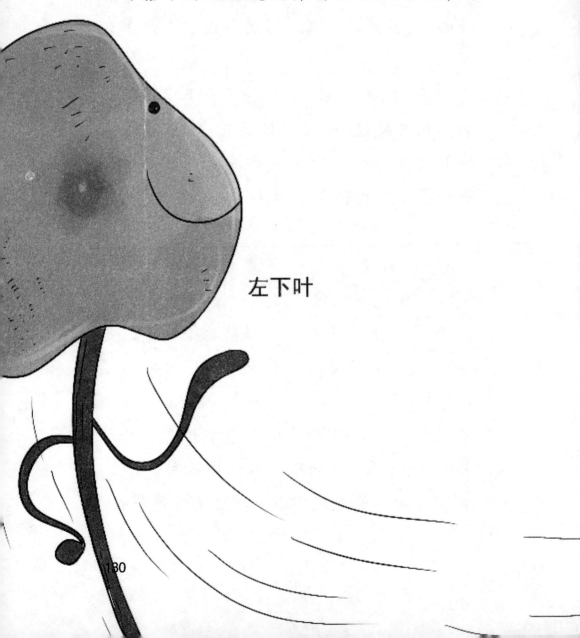

左下叶

身份证是什么东西。看着他疑惑的目光，大下同学也只是摇摇头，这个，这个真没听说

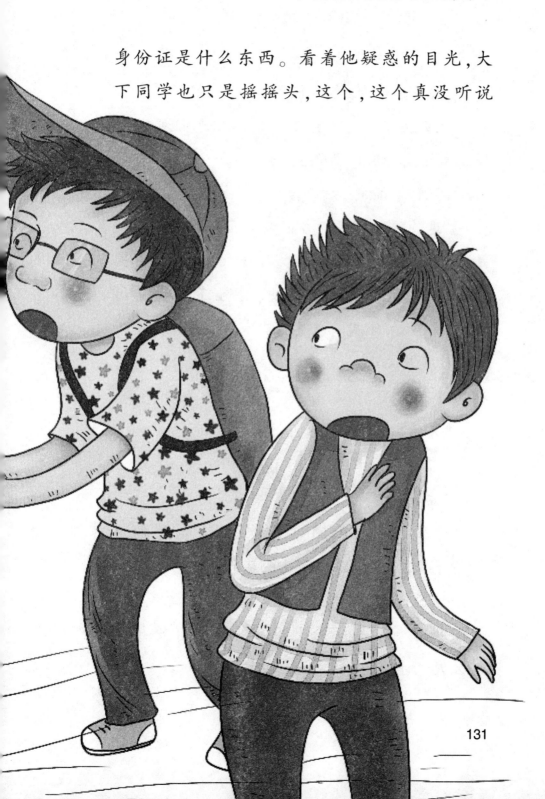

131

过哇。

"呃,其实就是你们的详细信息。"麦麦罗一看这些家伙听不懂,赶紧用他们可以听懂的话问,还不忘嘲笑一下毛小逗,"哎,他们听不懂你说的话哦。"

"这个啊。"小下同学这下明白了,不就是所谓的自我介绍吗?关于自我介绍小下同学和大下同学曾经研究过,并且还自己总结了个很帅的自我介绍,"本人乃左大家族二公子,风度翩翩,温文尔雅,名为左下叶,可称为小下也。"

"左大家族?"

"二公子?"

"左下叶?"

听了小下同学的自我介绍,小伙伴们更迷茫了:这是哪儿跟哪儿啊?

小下同学看见三个小家伙迷茫的表情,瞬间懂了:都怪自己太有学问了,随便想的这么几句自我介绍都没人听得懂。

　　于是他再一次开口了："你们没听懂，我不怪你们。我呢，就用最浅显的道理讲给你们听吧。我其实就是左肺大家族的二公子左下叶。哦，忘记告诉你们关于我们大家族的事情了，且听我慢慢说来。"

　　"在这儿是有两大家族称霸天下的，第一就是右肺大家族，第二就是我们左肺家族了。两大家族是同盟，很是相亲相爱的，至于为什么要把右肺大家族排在前面呢，这个说来话也不会长，就给你们说一下吧。在这两个大家族里呢，都有各自培养出的比较出挑的公子哥，我刚才介绍过了，是左肺大家族的二公子，其实，我还有个哥哥，他就是左大公子左上叶。而右肺大家族呢，则是有三个很有才华的公子，分别是大公子右上叶，二公子右中叶，三公子右下叶，右下叶呢就是大下同学了。俗话说人多力量大嘛，所以人家右肺大家族就是第一了。右肺大家族比我们强壮了点，相对而言呢，我们就很苗条了哦。"

"你们要知道，这两大家族就占据了胸

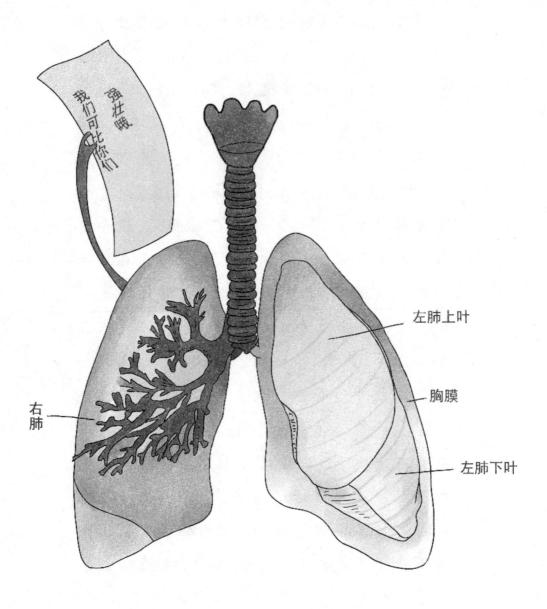

强壮哦
我们可比你们

左肺上叶

胸膜

右肺

左肺下叶

腔90%的空间，所以说这儿可是我们两大家族的天下哦。不过，我们的重量却不到0.5千克，数百万个器官使我们像海绵一样柔软。"

"我们完全展开后的总面积将近100平方米，表面积的庞大保证了气体和肺泡的充分接触，留给红细胞足够的时间和空间填饱氧气。虽然我们看上去轻软柔弱，可是在人类的身体中所负责的工作，可一点儿不比威猛强烈的心脏逊色哦。"小下顿了一下，看着小家伙们好奇的样子骄傲地笑了。如果没有这么强硬的背景，怎么敢理直气壮地说自己是左大家族的二公子呢。

②肺的功能

"哇，好厉害。那么这两大家族具体的工作是什么呢？"

"工作嘛，"小下骄傲地笑了笑，"当然是很重要的工作了。哦，对了，你们之前看到的

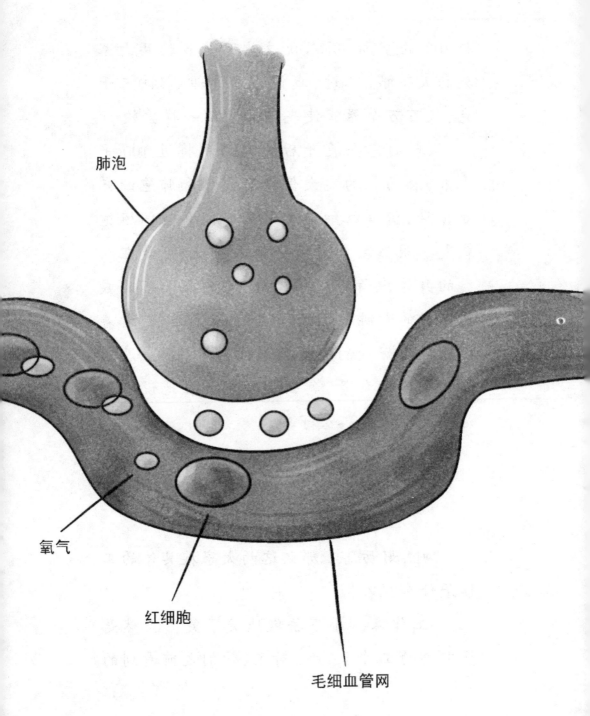

肺泡

氧气

红细胞

毛细血管网

肺泡姐姐也是我们大家族的成员哦。你们人类的身体并不能储存维持生命必需的大量氧气，所以，这就需要我们肺了。我们两大家

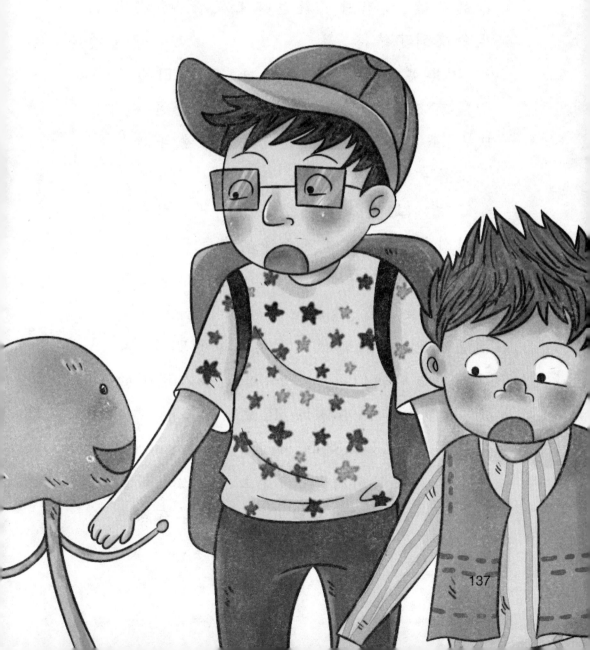

137

族要不停地去接纳外来的新鲜货物，再通过自己完善的运输系统——毛细血管网来支撑起这个庞大的生命机器。呼吸可是人类生命的关键，没有呼吸就意味着死亡，呼吸让生命得到了维持。"

"其实我们的工作不是自发的，因为我们没有其他器官拥有的自发动力系统——肌肉，我们要依靠膈肌的收缩舒张来带动自己工作。"

"我们还是人体的外交官，一生都直接面对外界，暴露在并不干净的空气和各种临时出现的污染当中，最容易受到外界的伤害。我们要沉着、冷静地面对这些危险，还要临危不乱地行使着攸关人类生命的职责。人类本应该对我们备加呵护，但是令人遗憾的是，很多人非但不体谅，还做出很多伤害我们的事情，比如吸烟啊，喝酒啊。哎！你看看，人类长期吸烟喝酒，我们身上就会出现好多黑色的小斑点。"说到这儿，小下同学有点难过。

"啊，那我们怎么才能保护好你们呢？"小家伙们没想到这么乐观的小下同学也有消极的一面。

"这个啊，首先要适当地做有氧运动，少去污染严重的地方，人多而脏乱的地方也尽量少去，尽量避免交叉呼吸。"作为左肺大家族的二公子，小下同学可没这么多时间陪小家伙们。

当然了，这也是呼吸系统的最后一站，小下同学要忙自己的事情了，连最后的告别都没来得及给小家伙们说。小伙伴们看着小下同学忙碌的身影，心里有点空落落的。

"对了，横膈膜先生的信。"麦麦罗突然想起来似乎忽略了什么事情，原来是横膈膜先生的信啊，这么重要的事情竟然忘记了。

"快点打开看看横膈膜先生写了什么，不会也和毛毛大叔一样是逗我们玩的吧。"安千儿小朋友也有点迫不及待了。

　　毛小逗打开信封就看到密密麻麻的字——横膈膜先生的字真漂亮呀。

第10章

· ·

横膈膜先生的来信

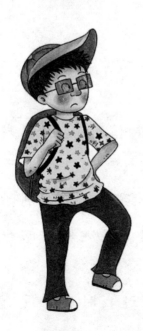

横膈膜先生的来信

亲爱的小家伙们：

你们好！在你们看到这封信时，已经离我而去了。

哦，不，我的意思是已经经过我走向别的路途了。当然，你们也看到了更加好奇的事情，甚至是更加匪夷所思的事情。

话题扯回来，虽然在经过我时我并没有

告诉你们更多的知识，但是好歹我也在这里存在了那么长时间，还是懂些东西的。

不管你们说不说，我都知道，其实在你们心里肯定认为我是个没文化的人。虽然我不

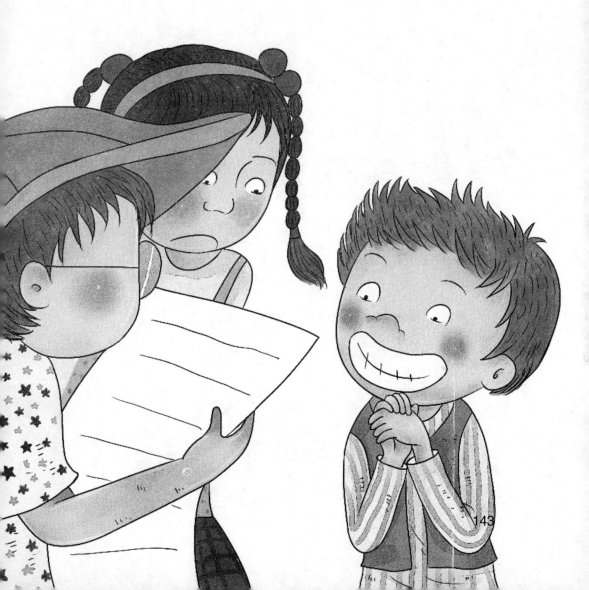

懂的东西不多，可是绝对不会到没文化的地步啊。为了证明其实我是很有才华的，所以我决定把我毕生所知道的事情讲授给你们，这样你们以后报名字的时候可以说，我们是江

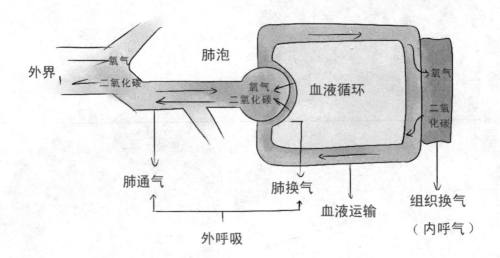

湖上百闻不如一见的横膈膜先生的徒弟了。

咳，好，回到正题。我所传授的知识呢，其实就是关于呼吸系统的。呼吸系统包括呼吸道(鼻腔、咽、喉、气管、支气管)和肺。当然，这些你们这一路走来已经知道了，我主要就是说一下呼吸系统的主要功能。

首先要说的就是他的呼吸功能了。呼吸系统完成外呼吸的功能，即肺通气和肺换气。肺通气是肺与外界环境之间的气体交换过程，肺换气则是肺泡与肺毛细血管之间的气体交换的过程。呼吸生理可是十分复杂的哦，包括通气、换气、呼吸动力、血液运输和呼吸调节等过程。

说完了呼吸功能，那么接下来就要说说防御功能了。呼吸系统这么重要当然要有个防御功能了。

呼吸系统的防御功能是通过物理机制(包括鼻部加温过滤、咳嗽、喷嚏、支气管收缩、纤毛运动等)，以及化学机制(如溶菌酶、乳铁蛋白、蛋白酶抑制剂、抗氧自由基的谷胱甘肽和超氧化物歧化酶等）、细胞吞噬（如肺泡局噬细胞及多形核粒细胞等）和免疫机制（B细胞分泌抗体，进而杀死微生物）等而得以实现的。这些有的在路上你们已经有了一定的了解，有的不过是略微知道一些，这里呢我只是稍微提一下。

嘿嘿，你们没想到吧，你们经过了那么多事，见过了那么多人，还有这么些道理不知道。不过没关系，作为知识渊博的我会详细地为你们讲清楚的。

接着我们要说的就是呼吸系统的代谢功能了。对于肺内的生理活性物质、脂质、蛋白、结缔组织以及活性氧等物质，肺具有代谢功能。

某些病理情况能导致肺循环的代谢异常，并可能因此导致肺部疾病恶化，或导致全身性疾病的发生。这可是非常可怕的事情哦。

肺组织内还存在一种具有神经内分泌功

能的细胞，称为神经内分泌细胞或 K 细胞，与肠道的嗜银细胞相似。因此，起源于该细胞的良性或恶性肿瘤临床上常表现出异常的神经内分泌功能

小家伙们，不要太崇拜我哦，我真的只是传说。好了，祝你们以后的路途愉快，再见。

不苟言笑的横膈膜先生

××××年××月××日

第11章

尾声——神秘的邀请函

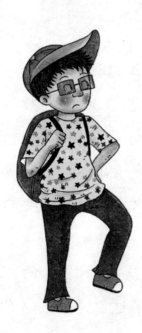

尾声——神秘的邀请函

"哇，没想到横膈膜先生知识这么渊博。"毛小逗把信小心装进背包里，决定要好好收藏起来。

这并不是因为横膈膜先生的字写得漂亮，而是毛小逗觉得有些知识太深奥了，要留着回去慢慢看。

"是啊，当初还以为他是个冷冰冰的人呢，没想到最后还给我们说了这么多知识。"

安千儿也随声附和着。

"你就知道，是啊，是啊，一点主见都没有。"麦麦罗不满地嘟囔了一句。

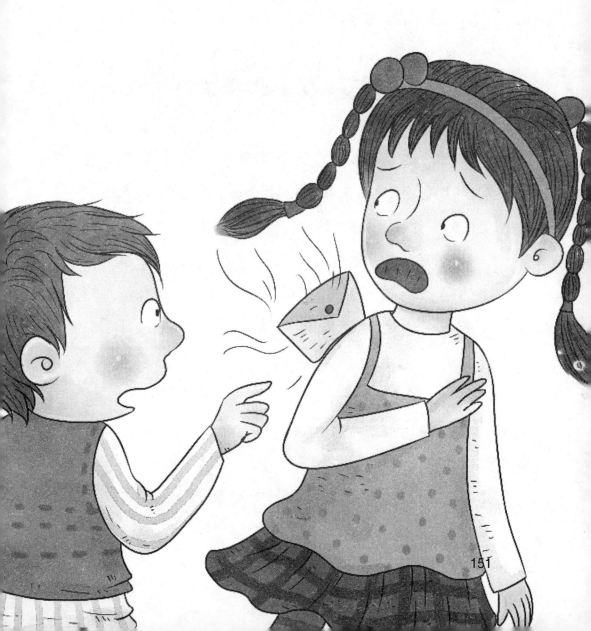

151

　　"喂,你说谁没主见呢?"虽然麦麦罗说话的声音非常小,可还是被安千儿听到了。

　　"你可以说点有主见的话啊。"本来还在生气的安千儿突然笑了,她就不信麦麦罗能说出什么有主见的话。

　　果然,最了解麦麦罗的还是安千儿,麦麦罗吭吭哧哧半天竟然没说出一句有主见的话来。

　　"啊,这是什么?"麦麦罗突然发现安千儿肩膀上有个什么东西,他指了指,声音都有点变了。"你,你肩膀上,安千儿……"

　　"什么,你,你少吓人了。"安千儿是个胆小的姑娘,看着麦麦罗的表情觉得他不像是在开玩笑,可她还是故作镇静地把求救的目光投向了毛小逗。

　　"毛,毛小逗……"

　　"真的,哇,太可怕了……"麦麦罗故意一惊一乍的,他的样子吓坏了胆小的安千儿小姑娘,小姑娘张嘴就哇哇大哭起来。

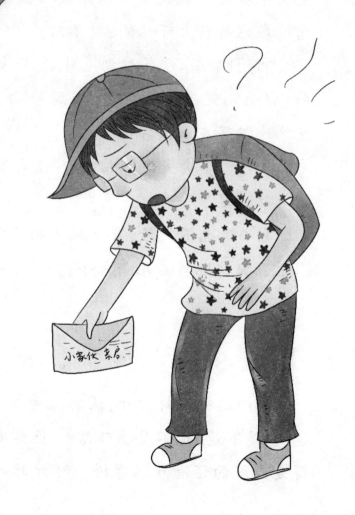

"没事，不过是封信而已……"等等，毛小逗在把手伸向安千儿小朋友的肩膀时也愣住了：

什么,竟然是封信!信封的样子也不熟悉,不是之前横膈膜先生的来信。那么,会是什么东西啊?

看着毛小逗的表情瞬间变得很严肃,麦麦罗也不再开玩笑了,试探着问:"不是你故意放在她肩膀上吓她的,对不对?"

"啊,呜呜。"在看到毛小逗点头的那一刻,安千儿哭得更厉害了,肩膀抖动,信封慢悠悠地飘落在小伙伴们脚边。

"不会,不会是恐吓信吧?"麦麦罗有点害怕地往后退了一步。

毛小逗也不说话,弯下腰捡起了信。信封上歪歪扭扭地写着几个大字:

小家伙亲启

毛小逗把信封打开,认真地看着。

"是不是,是不是恐吓信?"虽然安千儿觉得麦麦罗的话有点不靠谱,可此时此刻她是害怕的，于是便把麦麦罗的问题重新问了一遍。

"不是。"毛小逗的平静让安千儿和麦麦罗松了一口气。

"是邀请信。"毛小逗也觉得奇怪，这个邀请信什么时候落到安千儿肩膀上的，为什么自己都没有看到呢？

"什么？"

"邀请信？"

麦麦罗和安千儿有点不相信地看着毛小逗：这里还有人邀请自己？这是怎么回事？

带着无限疑问，麦麦罗从毛小逗手里接过信，一字一字地念给安千儿听。

"小家伙们，你们见识过有魔力的泉吗，要不要见识一下？如果你们确定前往，那么恭喜你们，要具备足够的勇气哦，但是……哈哈。"

小伙伴们互相看了看，决定应邀前往。

因为他们想知道什么是魔力泉，他们更

想知道，到底是谁给他们发了这个邀请函。

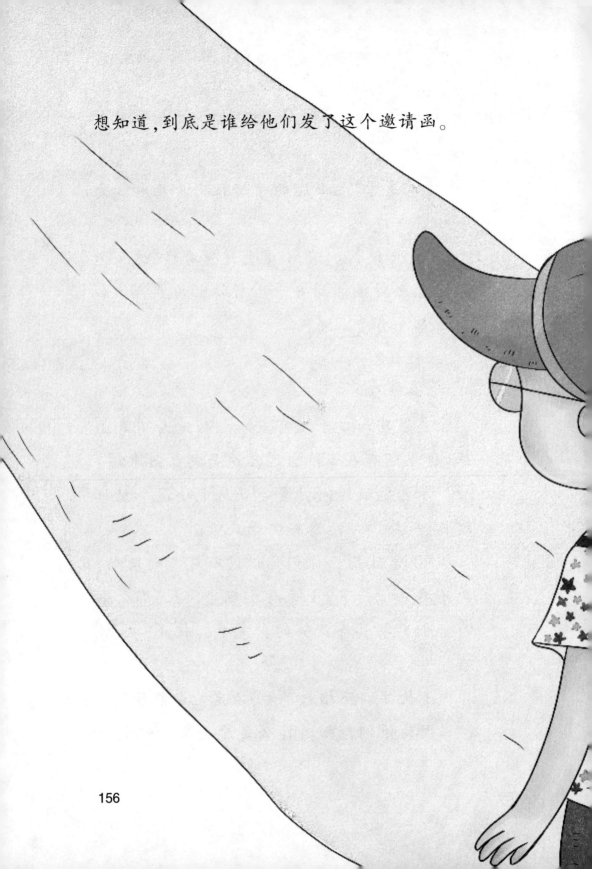

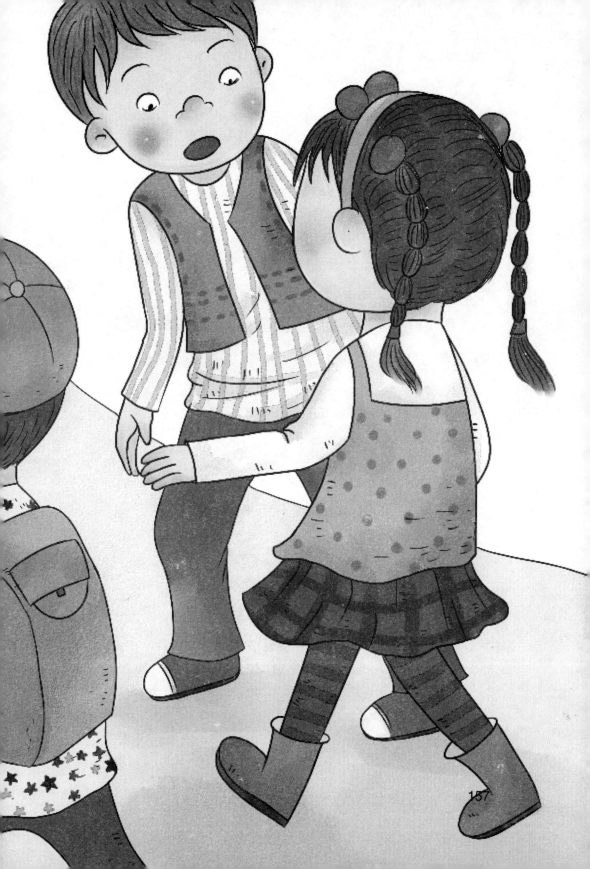

下册预告

　　到底是谁发了这个神秘的邀请函，他又有什么居心呢？小家伙们应邀前往，到底会不会有危险，他们又会遇到什么奇特的事情，那个神秘的魔力泉到底是什么东西呢？

　　敬请期待《人体科普童话》系列的第四册：《神奇的魔力泉》。

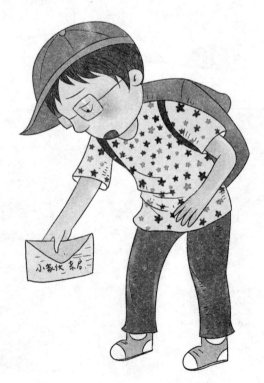